主编

Gabriella Fabbrocini [意]

Maria Pia De Padova [意]

Antonella Tosti [美]

Nonsurgical Lip and Eye
Rejuvenation Techniques

微创唇周与眼周

年轻化技术

主译

程　飚 ｜ 李学拥

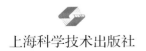

上海科学技术出版社

图书在版编目（CIP）数据

微创唇周与眼周年轻化技术 /（意）加布里埃拉·法布罗奇尼（Gabriella Fabbrocini），（意）马里亚·皮亚·德·帕多瓦（Maria Pia De Padova），（意）安东内拉·托斯蒂（Antonella Tosti）主编；程飚，李学拥主译. —上海：上海科学技术出版社，2019.2

ISBN 978-7-5478-4304-8

Ⅰ.①微…　Ⅱ.①加…　②马…　③安…　④程…　⑤李… 　Ⅲ.①唇–显微外科手术–美容术　②眼外科手术–显微外科手术–美容术　Ⅳ.① R782.2　② R779.6

中国版本图书馆 CIP 数据核字（2019）第 010553 号

First published in English under the title
Nonsurgical Lip and Eye Rejuvenation Techniques
edited by Gabriella Fabbrocini, Maria Pia De Padova and Antonella Tosti, edition: 1
Copyright © Springer International Publishing Switzerland, 2016
This edition has been translated and published under licence from
Springer Nature Switzerland AG.

上海市版权局著作权合同登记号　图字：09–2018–779 号

微创唇周与眼周年轻化技术

主编　Gabriella Fabbrocini [意]　Maria Pia De Padova [意]　Antonella Tosti [美]

主译　程　飚　李学拥

上海世纪出版（集团）有限公司
上 海 科 学 技 术 出 版 社　出版、发行

（上海钦州南路 71 号　邮政编码 200235　www.sstp.cn）
浙江新华印刷技术有限公司印刷
开本 889×1194　1/16　印张 7　插页 4
字数 150 千字
2019 年 2 月第 1 版　2019 年 2 月第 1 次印刷
ISBN 978–7–5478–4304–8/R · 1769
定价：98.00 元

内容提要

　　随着美容外科技术的飞速发展，唇周与眼周的年轻化技术已成为面部美容外科与皮肤科医师关注的热点。本书主要讲述了各种微创技术治疗唇周与眼周皱纹及容量缺失的问题，重点讲述了透明质酸（玻尿酸）、肉毒毒素、富血小板血浆、微针、激光等单独使用或综合使用的技术。目前，国内详细讲解唇周与眼周年轻化微创治疗的专著并不多见，因此本书的翻译出版将有利于提高国内美容外科医师的临床技术水平，规范唇周与眼周年轻化的微创治疗标准，值得美容外科医师与皮肤科医师等阅读参考。

作者名单

主 编

Gabriella Fabbrocini
Federico Ⅱ
University of Naples
Naples
Italy

Maria Pia De Padova
Department of Dermatology
Nigrisoli Hospital
Bologna
Italy

Antonella Tosti
University of Miami
Miller School
Miami, FL
USA

主 译

程 飚　李学拥

——·——

副主译

李永林　万 雨　郑志芳

——·——

参译人员

朱美抒　庞梦茹　田 举
杨 域　雷霄璇　宣 敏
崔 晓　朱璐璐　邹吉平
黄媛媛　张洪辉　赵聪颖
秦丹莹　李 靖　段泽平

中文版前言

我国正处于迅速的人口老龄化进程中。在过去的十几年里，我国的老龄化程度在不断加深。国家统计局公布的数据显示，2015 年末我国 60 岁及以上老年人口已达到 2.2 亿，占总人口的 16.1%；65 岁及以上老年人口约为 1.44 亿，占总人口的 10.5%。而联合国的预测表明，未来 40 年里我国 60 岁以上老年人口规模将迅速扩大，2055 年达到顶峰并突破 5 亿大关。随着衰老人口的增加，特别是我国人民生活水平的不断提高，面部衰老问题也越来越引起人们的关注，其治疗手段成为整形外科美容领域中炙手可热的内容。

过去的 20 年，为延缓面部衰老，世界范围内涌现了大量的整形美容技术，包括手术治疗、注射治疗和皮肤美容。眼周与唇周由于解剖结构的特殊性，且经常活动，是面部衰老的好发部位，常常表现为动态皱纹和静态皱纹。针对这些皱纹，有很多治疗方式，在国内市场上，目前还没有一本全面介绍眼周与唇周衰老诊治的专业图书。由此，我和我的师兄李学拥萌发了翻译本书的想法。本书基于作者大量的临床经验及文献查阅，具有极强的实用性，它既适合初学者，也适合于临床一线和有一定经验的医师。

本书中介绍了肉毒毒素注射、面部填充、微针滚轮、化学剥脱、射频治疗、剥脱性及非剥脱性激光、富血小板血浆（PRP）及缝合线悬吊技术等，将以上各种技术相互结合来治疗眼周与唇周的衰老，既可以增强治疗效果，也可以减少毒副作用。当然有大量可选方案时，作者建议以最少的损伤、最低的毒副作用，带来最好的最持久的效果。

在本书的翻译过程中，中国人民解放军南部战区总医院和空军军医大学唐都医院整形外科团队通力合作，以及上海科学技术出版社的大力支持，使得本书顺利完成，在此一并表示感谢。此外，在本书的翻译过程当中，难免存在一些偏差，敬请各位读者提出宝贵意见。

程 飚

2018 年 11 月

英文版前言

随着世界人口平均年龄逐年上升，尤其是工业化国家，老年人口是西方国家中增长比重最大的一个群体，皮肤的老化是机体老化最易被察觉的部分，如皮肤松弛、皮肤色素沉积等。多年来，人们期待延缓衰老、保持青春的愿望促使了大量的手术或非手术整形美容手段的出现。根据美国美容整形外科协会的数据报道，自 1997 年后美国本土的整形美容需求增加了 444%，其中手术治疗及非手术治疗的需求分别增加了 119% 及 726%。为了选择合适安全的干预手段来有效地减少皮肤衰老的征象，充分理解皮肤衰老的机制是十分必要的。面部的治疗中，眼周及唇周的干预是非常关键的。

本书的撰写基于作者的经验及大量的文献查阅。

唇周及眼周区域是一个复杂的、动态变化的面部重要构成部分，了解其特有的解剖结构是进行正确干预的关键。一个成功的面部重塑意味着采用创伤最小的方式完成面部凹陷填充，抚平皱纹，改善色素沉着及平衡面部表情肌而不影响面部表情。

现可采用的方法包括肉毒毒素注射、面部填充、皮肤微针、化学剥脱、射频治疗、剥脱性及非剥脱性激光、PRP 及缝合线悬吊技术等，以上技术可以相互结合使用来增强治疗效果。

对于唇部皱纹，有很多治疗方法可以使用：静态皱纹可以通过抚平面部皱纹、激光、机械磨皮、皮肤微针、化学剥脱及软组织填充物来进行治疗；对于动态皱纹，肉毒毒素注射可以获得十分满意的效果。在大量的可选方案中，我们会更加青睐那些高效、副作用小、持续时间长的治疗方法。

本书内容还包括怎样选择及正确实施各种治疗措施、怎样预防及管理可能的并发症，适用于初学者及具有相当临床经验的医师。

Gabriella Fabbrocini
Naples, Italy

Maria Pia De Padova
Bologna, Italy

Antonella Tasti
Miami, FL, USA

2016 年 6 月

目　录

1
唇部及眼部解剖结构

张洪辉　赵聪颖　译

Corinna Rigoni

1.1 眼睑部解剖

眼睑部的解剖结构比较特殊，使得眼部具有独特的功能，更适宜精细化运动。眼眶左右各一，对称分布于鼻两侧，结构类似锥形，有 4 个壁，其内容纳眼球等组织。眼眶的 4 个壁分别为眶内壁、眶外壁、眶顶和眶底部，由 7 块骨构成。眶顶由额骨眶板和小部分蝶骨组成，眶外壁由颧骨和部分蝶骨组成，眶底部由颧骨的上颌骨外侧部分与腭骨组成，内侧壁由筛骨、额骨、泪骨及蝶骨组成。眼睑皮肤菲薄，厚度不足 1 mm，表皮层是由 67 层细胞构成的复层上皮，真皮层包含弹力纤维、血管、淋巴及神经组织。眼睑皮下浅层组织中少见或无脂肪，但含有毛囊、汗腺及皮脂腺等皮肤附件。Moll 顶泌大汗腺靠近睑缘，Zeiss 皮脂腺与睫毛毛囊相连。眼睑分上睑和下睑两部分，上下睑相似但由于睑缩肌排列不同而具有不同的特征，它是保护眼球的屏障，能使眼球免受外伤或强光的刺激，也能帮助瞳孔调节射入视网膜的光线。眨眼时眼睑可分泌泪液等物质以保护角膜、结膜。上下睑缘之间的孔隙称为睑裂，睑裂高度一般为 7~12 mm，睑板的长度为 14~17 mm。正常成年人，上睑睑板的最高点位于瞳孔正中心的鼻侧，下睑睑板的最低点位于瞳孔正中心。青少年的上睑睑缘位于角膜上缘，成年后下降至角膜上缘下方约 1.5 mm。下睑睑缘位于角膜下缘。欧美裔人外眦角较内眦角平均高约 2 mm，而亚裔人此高度差约为 3 mm。内眦角距鼻部正中线的距离约为 15 mm。外眦角与巩膜紧密连接，而内眦角与眼球之间有泪湖间隔。泪湖的鼻侧可见一大致呈半圆形的肉样隆起，称为泪阜。结膜与皮肤连接处称为灰线，位于睑缘处睑板的前后移行处。泪阜的颞侧睑缘部上下各有一小突起，称为泪点，泪点中央有泪小管的开口并可通过虹吸机制发挥作用。泪点外侧的睑缘有睫毛，称为睑缘睫部。睫毛位于睑缘前方，睑板腺开口在其后面。上睑有 100~150 根睫毛，下睑有 50~75 根。睫毛的毛囊结构包括皮脂腺（Zeiss 腺）和汗腺（Moll 腺），而睑板腺（Meibomian 腺）开口于睑缘后方。泪液通过泵机制从眼睛的表面开口收集，出现于小乳头的尖端。上睑泪液分泌系统可控制泪液的分泌量，包括基础性分泌腺和反射性分泌腺。基础性分泌腺主要包括 3 组腺体：①结膜、睑板、角膜缘分泌的黏蛋白杯状细胞，这个内层（角膜前泪液膜）的存在，使得上层的水状层更均匀地扩散。②副泪腺的 Krause 腺体和 Wolfring 腺体，位于结膜下组织。③分泌油性组织的睑板腺体、眼睑腺体皮脂腺（Zeiss 腺）和汗腺（Moll 腺）。反射分泌腺被上睑提肌分为两部分。

上睑睑缘上方的第一个褶皱称为上睑沟，位于睑缘上方平均 9~10 mm（个体和种族之间存在差异），此处为提上睑肌与眶隔的连接处以及提肌腱膜在皮肤的纤维性止点。

眼睑皮下组织的第一层为薄的筋膜层，位于皮肤与眼轮匝肌之间，一般不含脂肪组织。眼睑通常位于睑板上缘，眼睑皮肤与其下的睑板和提上睑肌腱膜相连，提上睑肌腱向前通过睑板前眼轮匝肌至皮肤，向后通过睑板前缘下方。上睑上部的皮肤由于缺乏提肌腱膜附着和眶隔可更自由地滑动。

眼睑皮下组织的第二层为眼轮匝肌，分为眶部和睑板部两部分，眶部眼轮匝肌为随意肌，眼睑部轮匝肌则具有随意性和非随意性双重特点。眶部眼轮匝肌呈类环形，并与其他面部表情肌相互交错。它环形起自内侧眶缘，附着于眶缘内上侧、额骨上颌骨突、内眦韧带、上颌额突及眶缘下内侧。睑部眼轮匝肌按部位不同分为睑板前和眶隔前两部分。睑板前轮匝肌位于睑板前，起自内眦韧带的深头与浅头。上下眼睑的纤维在外侧共同构成外眦韧带并与皮肤紧密连接。眶隔前眼轮匝肌位于睑板前肌外缘，起于内眦韧带的浅头，与深头肌纤维互相交错混合，走行于睑板前肌外侧，止于睑外侧水平缝，经外眦韧带进入眶外侧结节。眼轮匝的外周肌纤维呈同心圆状，与其他肌肉交错，参与面部表情变化。上睑部的眶部眼轮匝肌可延伸至前额部并覆盖皱眉肌，侧面至颞筋膜前。

眼睑皮下组织的第三层组织为眶隔，起到分隔浅层眼睑与眼窝深层结构的作用，眶隔起于眶缘的骨膜增厚区域，这一结构称为弓状缘。随着年龄的增长，眶隔变薄且弹性减弱，导致眶隔脂肪膨出。去除膨隆的眶隔脂肪是眼睑整形术中的重要内容之一。

上睑的第四层结构为眶隔后脂肪垫，眶隔组织将其限制于眶内，具有支撑、保护和填充作用。

下睑的眶周界限位于提上唇肌起始部、鼻翼，并向下延伸至咬肌（图 1.1 与图 1.2）。

亚洲人眶周的解剖结构独特，眼睑部极具特点且形态多样。上睑皱襞（重睑线）的存在与否、皱襞的位置、内眦赘皮都会影响眼睑的形态。东方人眼睑的一大特点是无或仅有非常窄的重睑线，且上睑多臃肿，只有较少人具有明显的重睑线。在其他人种，提上睑肌发出的纤维束可与上睑皮肤的真皮层紧密结合，从而形成稳定的重睑线。而东方人这种纤维束较少且与真皮结合位置较低，使重睑线更

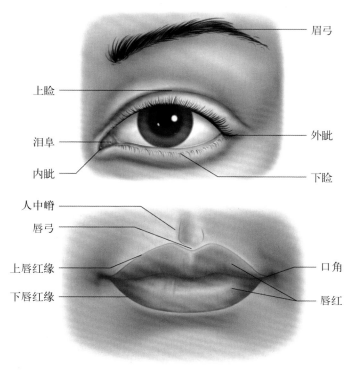

图 1.1　眼睑与唇周

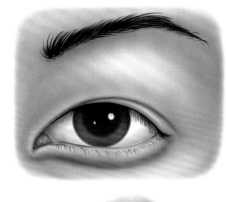

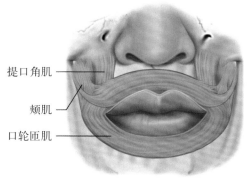

图 1.2　东方人上睑与唇周

靠近睑缘，同时由于眶隔低垂且脂肪肥厚，导致上睑臃肿。最近的研究亦证实，亚洲人的眼睑存在肌下纤维脂肪层且横韧带位置显著低于其他人种（图1.3）。

1.1.1 结膜

结膜是由复层柱状上皮构成的一层光滑半透明膜，位于睑板内表面，从睑缘皮肤黏膜交界处移行至睑板缘。在眼球的穹窿上部分为球结膜，睑结膜则附着于睑板，黏膜下固有层位于眼睑结膜下，并易与 Muller 肌（Müller muscle）分离。睫状肌邻近睑板前方的睫毛。

1.1.2 血供

眼睑有双动脉系统，分别源于颈内动脉和颈外动脉。颈内动脉通过眼动脉为眼眶供血，其从眼眶内侧穿出形成鼻背动脉和睑内侧动脉，自眼眶上方穿出形成滑车上动脉与眶上动脉。

眼睑的静脉由睑板前静脉和睑板后静脉组成。睑板前静脉表浅，与内眦静脉内侧连接，后侧与颞浅静脉及泪腺静脉连接。睑板后静脉位于深层，将眶静脉与面静脉的前支与翼丛连接。

眼睑的淋巴系统与静脉系统相似，具有睑板前和睑板后两个系统。眼睑侧面的淋巴管道引流对应区域的淋巴，深层的管道引流上睑的结膜区域、泪腺组织，并引流至浅表和深部耳前淋巴结。

1.1.3 神经

面神经的颞支与颧支分别支配上下眼睑的运动。眼睑的感觉则起源于三叉神经的眼支和上颌支。在眶上区，三叉神经眼支的前分支穿过眶骨膜和上睑提肌之间后分成眶上神经和滑车上神经。

1.2 唇部解剖

唇部不同的外形变化可表现出个体的喜怒哀乐。唇部与口腔由复杂的结缔组织与肌肉组成，以完成咀嚼、说话和非语言沟通等复杂功能。唇部非常柔软并富有弹性，能完成许多精细动作。唇部位于下面部的中心。上唇上方连接鼻基底下缘并横向延伸至鼻唇沟，下方至唇红游离缘。下唇由游离的唇红缘向下延伸至下颌部。上唇与下唇在口角处连接。唇部下方的颏唇沟与深部的龈唇沟将唇部限制于正中。

从解剖结构来看，人中与人中嵴属于上唇。人中位于鼻底下部的正中区，向下延伸至上唇红缘，向两侧止于略隆起的人中嵴。唇部的表面为皮肤、唇红缘、唇红及口腔黏膜。唇部的外形在种族间存在差异，并随年龄而变化。唇红是唇部的红色部分，表面为变形的黏膜组织，并与口腔内黏膜相连接。唇红组织不含有唾腺、汗腺和油脂腺等，因此易干燥。唇红与皮肤交界处的隆起部分为唇红缘，

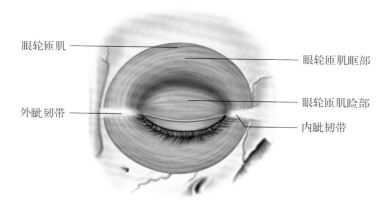

图 1.3 眼周组织

眼轮匝肌
外眦韧带
眼轮匝肌眶部
眼轮匝肌睑部
内眦韧带

上唇唇红缘呈优美的弓背形，称唇弓，也称为"爱神之弓"。口腔内黏膜由分层非角化的鳞状上皮组成，覆盖口裂内侧。上唇与下唇相交处的唇红缘组织形成口角。

唇部周围的皮肤组织含有丰富的皮脂腺，防止皮肤干燥与脱屑。唇腺为小豌豆大的圆形小唾液腺，位于黏膜层与口周轮匝肌之间，其腺体管道开口于口腔内侧的黏膜。

口周轮匝肌为唇部固有的环形肌肉组织，通过收缩调节口周肌肉运动。口轮匝肌并不附着于骨及软骨，但仍可完成复杂的运动。口轮匝肌与颊肌、降口角肌、口角提肌、颧大肌、笑肌等肌肉共同作用于口角，并可通过协调肌肉的舒张与收缩来表达复杂的感情变化。

提升上唇口角的肌肉包括提上唇肌、提口角肌、提上唇鼻翼肌、颧大肌及颧小肌。口角的肌肉包括降口角肌、颏肌和颈阔肌。

支配口周肌肉运动的神经主要来面神经。面神经的颊支可支配口周的大部分肌肉织。唇部具有大量敏感的神经末梢。三叉神经的下分支为其主要的感觉神经，该神经走行于提肌下方、提口角肌的浅面，支配鼻翼、鼻小柱、内侧及唇部的感觉。下颌神经的颏神经支配下唇

口唇部的血液供应来源于颈外动中颌外动脉的上、下唇动脉分支。静脉主要回至面前静脉，部分回流至颏下静脉。

唇部的淋巴管主要注入颌下淋巴和颏下淋巴结。上唇中部部分淋巴回流至颏下巴结，上唇的其余部分以及下唇两侧分别回流对应颌下淋巴结。

延·伸·阅·读

眼周解剖参考书目

[1] Chau-Jin W(2009)Aesthetic surgery in Asians. Semin Plast Surg 23:5–15

[2] Dailey RA, Wobig JL(1992)Eyelid anatomy. J Dermatol Surg Oncol 18:1023–1027

[3] Kiranantawat K, Suhk JH, Nguyen AH(2015)The Asian eyelid:relevant anatomy. Semin Plast Surg 29:158–164

[4] Salasche SJ et al(1988a)Surgical anatomy of the skin. Appleton &Lange, Norwalk, pp 223–240

[5] Zide BM, Jelks GW(1985)Surgical anatomy of the orbit. Raven, New York, pp 21–39

唇周解剖参考书目

[1] Carey JC et al(2009)Elements of morphology:standard terminology for the lips, mouth, and oral region. Am J Med Genet part A. 149A(1):77–92

[2] Salasche SJ et al(1988b)Surgical anatomy of the skin. Appleton &Lange, Norwalk, pp 223–240

[3] Zugerman C(1986)The lips:anatomy and differential diagnosis. Cutis 38:116–120

2
唇部及面部抗衰老研究

赵聪颖 译

Giuseppe Monfrecola and Matteo Megna

2.1 简介

世界人口老龄化现象日益明显，在工业化程度较高的国家尤为显著，已成为西方国家最突出的社会问题[7,]据估计，到 2025 年，美国老年人口将占人口总数的 25%；到 2050 年[31,62]，欧洲老年人口将占人口总数的 34%。预计到 2050 年，全球人口的平均寿命将延长 10 年[7]。人体衰老最先表现于皮肤，如萎缩、皱纹增加、下垂、松弛及色素沉着[26,40]。

正因如此，人类始终致力于抗衰老与美肤的研究。在过去的 20 年里，手术与非手术美容整形技术发展迅速[28]。根据美国美容整形外科学会统计，自 19 年以来，美国美容整形类需求增长了444%，其中手术美容整形和非手术美容整形分别增长了 11 和 726%[1]。

因此，只有了解皮肤老化的相关机制，才能通过更安全、合理的措施，正确、有效地延缓皮肤衰老。

2.2 唇部及眼部区域的老化

通过人的面部外观可大致判断其年龄，这是因为面部较身体其他部位更易受紫外线等环境因素影响，面部皮肤更易衰老。其中眼周及唇周最为明显，这是面部抗衰老治疗的主要内容[66]。

我们都知道，30 岁左右眼周区域皮肤即可出现老化的趋势。眼周皮肤出现多种形态和结构的变化，从而引起该区域出现一些典型的衰老表象，如眉部下垂、皮肤松垂、眼睑皮肤松弛、眼周皱纹、眶隔脂肪膨出、眼袋突出等[29,49]。皮肤变薄导致外眼角出现鱼尾纹；上睑皮肤松弛可导致上睑假性下垂[3,49]。此外，下睑皮肤和眶隔膜松弛可形成眼袋，眼袋部位容易水肿，从而造成颧颊部皮肤下垂。当皮肤和眼轮匝肌同时出现衰老症状时，就会出现一系列症状，如皮肤松弛、肌肉弹性减弱、脂肪下垂、间质水肿，形成一明显的泪沟凹陷，可从瞳孔中线中部至侧面部，甚至贯穿整个中面部[22,23]。除皮肤的变化外，肌肉和皮下组织的变化同样会造成眼周的老化。例如，眼轮匝肌的收缩可带动浅表皮肤运动，形成鱼尾纹；脂肪膨出或体积减小以及脂肪下垂均可造成眼周老化；而结缔组织结构变化和外眦韧带松弛可能会导致眼裂变小、巩膜外露，甚至下睑外翻[11,17]。

除眼周外，唇周作为重要的面部美学单位，也极易表现出明显的衰老迹象。青春期时，由于口轮匝肌和腺体的生长，唇部变得饱满，口轮匝肌和腺体随年龄增长而停滞，唇部变得菲薄，且上唇逐渐变长。由于皮肤变薄和口轮匝肌的萎缩，口角逐渐下垂，口角出现垂直皱纹[56]。口周区域的老化特征还包括口周细纹、木偶纹和唇弓消失等[71]。唇部的形态会随年龄增长而改变。例如，微笑时唇形会呈现垂直方向变窄、横向变宽[15]。此外，下颌部分的衰老也十分明显，这是由于该处皮下脂肪的减少，在咬肌前缘下面部容易形成凹陷所致[56]。

2.2.1 皮肤老化的机制

由前文可知，衰老通过一系列复杂的微观和宏观变化，影响人的面部轮廓及外观[6]。上述变化会因不良生活习惯（如吸烟）和环境因素的变化而加剧。因此，内在和外在因素的变化均可导致皮肤衰老[18, 46]，从而导致皮肤结构的完整性和生理功能的丧失[46]。

2.2.2 自发性衰老

自发性衰老被定义为由遗传因素决定的个体的自然的衰老变化过程，这一过程涉及身体所有器官组织[18]。就皮肤而言，自发性衰老导致表皮和真皮变薄[75]；自发性衰老使皮肤变薄、干燥、透明，呈现出细小的皱纹和不规律的毛发生长，且汗液分泌变少[64]。导致皮肤的屏障功能受限，不能够有效抵御外界影响。皮肤其他的自然变化包括神经末梢数量和性激素分泌减少，上述变化可导致皮肤的敏感度降低[67, 74]。从组织病理学角度来说，细胞外基质（extracellular matrix, ECM）的萎缩和弹性纤维的解体是皮肤自发性衰老时最常见的特征[45]。上述特征存在身体部位及种族的差异[14]。此外，自发性衰老的皮肤中，血管密度没有显著变化，而管壁厚度有所减少[10]。然而，即使完全生活在室内，除自发性衰老的影响因素外，导致皮肤衰老的其他外界因素依然存在。由此可见，皮肤衰老是内在因素和外在因素共同作用的结果[41]。

2.2.2.1 自发性衰老的机制

自发性衰老的主要决定因素是氧自由基的形成（产自体内线粒体的有氧代谢）[18]。实际上，1.5%~5% 的氧在皮肤自发性衰老的过程中转化为氧自由基，主要来自角质细胞和成纤维细胞[58]。活性超氧阴离子自由基是线粒体中氧自由基的主要形态，可对多种细胞功能造成损害，导致细胞核和线粒体DNA 损伤、端粒长度缩短、蛋白质糖基化、脂质和蛋白质氧化、胶原和弹性蛋白降解、抑制胶原蛋白

合成、抑制基质金属蛋白酶（matrix metalloproteinase, MMP）的表达，以及抑制新生血管形成[12, 41]。此外，氧自由基的产生随年龄增长而增加，而人类皮肤细胞修复 DNA 损伤的能力则逐年下降，这使得自由基效应加强[59]。除了氧自由基的产生外，在自发性皮肤老化中起重要作用的因素还包括细胞复制能力降低（细胞衰老）和细胞外基质退化加速。人类细胞的复制能力随年龄增长而降低，皮肤中的角质细胞、黑素细胞和成纤维细胞表现尤为明显。因此，衰老的皮肤中丧失分化能力的细胞占有的比例较高[16]。这是由端粒长度的缩短造成的：每次细胞分裂时，染色体末端的端粒就有一小部分丢失，在 25~30 次的细胞分裂后，端粒变得非常短，由此造成细胞分裂中 DNA 的损失，从而导致体细胞功能受损、细胞分裂停止和细胞衰老[24]。最后，自发性皮肤衰老过程中涉及的另一因素是真皮细胞外基质的相关降解酶类的过度表达。例如，在老化的成纤维细胞中，基质金属蛋白酶表达增加且其抑制因子减少[51]。值得注意的是，所有细胞外基质变化引起的细胞外在的改变，均是由氧自由基的产生而引起[47]。

2.2.3 外因性衰老

外因性衰老是由太阳辐射[25, 70]、吸烟[4]、污染物等外部环境因素引起的。特别是紫外线照射，即光老化，被认为是造成外因性衰老的主要因素[21]。暴露在外的身体部位尤其明显，比如面部。经证实，约 80% 的面部老化是由光老化引起的。紫外线辐射对皮肤老化的影响和强度与多个因素有关，如太阳辐射频率、持续时间、辐射强度及皮肤的类型[54]。这在浅肤色 I 型或 II 型皮肤受试者中表现更为明显，而在 III 型或更高类型皮肤的受试者中则不太明显[14, 63]。光老化是个渐进的过程，可对皮肤产生广泛的影响。光老化的皮肤通常表现为皱纹、色斑和色素沉着、疣状丘疹、干燥、毛细血管扩张、弹性丧失、松弛和粗糙[18, 20]。皱纹和大面积的褐色素斑点（俗称雀斑）的形成是最常见的光老化特征。其病理机制将在下文中详细讨论。值得注意的是，光老化损

伤主要发□□结缔组织中，也称为细胞外基质，其含量最多□□有重要功能的成分是胶原蛋白、弹性蛋白和糖□□糖（glycosaminoglycans, GAGs，又称葡糖氨基□□糖），这些都是维持皮肤强度、弹性和含水量□□需的[55]。组织病理变化研究表明，真皮胶原蛋□□弹性纤维束的合成分布障碍是皮肤光老化的常□□征。光老化的皮肤纤维束之间的空隙显著增加□□纤维层变薄，纤维蛋白分解也有所增加[50, 69]。□□，光老化皮肤的特征还包括缺乏成熟胶原蛋□□缔组织的嗜碱性变，后者可由弹性蛋白纤维和□□纤维的变性得以证实[52]。

通过□老化皮肤的组织学研究可知，其弹性纤维错乱□□分支状。这是由于紫外线或自由基诱发弹性纤□□生了弹性蛋白降解，造成功能失调的弹性蛋白□□纤维蛋白增加[53]。此外，有报告显示，相比年轻□□，暴露在紫外线下的面部皮肤血管随年龄增长□□少，光老化皮肤的血管直径和血管数量均有所□□[9]。

2.2.3　□因性衰老的机制

紫外□辐射是外因性衰老的主要因素，能够直接和间接□坏各种细胞结构，从而加速衰老。紫外线 B 段（□VB）可直接对细胞造成损伤。已知即使角质□□吸收大量紫外线，剩余的 UVB 也能损伤表皮□□，造成生物学损伤[35]。需特别注意的是，最具□□性的生物损伤类型是由 DNA 改变导致的[35, 57]□实际上，在细胞接受 UVB 后，可以在相邻的嘧□□间成键而导致各种 DNA 突变，生成环丁烷嘧啶□聚体和嘧啶酮的光产物[30]。因此，突变的 DNA □ RNA 能够影响细胞蛋白质的合成，无法修饰的突□□引起细胞分裂周期停止，甚至细胞死亡。与此□时，突变可能会影响正常的细胞凋亡，加速皮肤□性肿瘤的形成。上述内容均与皮肤光型、接收□紫外线的剂量和波长类型有关，从而使得作用结□具有个体差异[41]。此外，内源性和外源性光敏剂□收紫外线，包括紫外线 A 段（UVA）和人造光□的可见波，间接诱导生物损伤并加速衰老[2, 60]。□，即使表皮吸收的紫外线和可见波辐

射较少，因其能穿透真皮层，由此造成的潜在光老化亦不容忽视[60]。此外，紫外线引起的自由基诱导损伤能够刺激基质金属蛋白酶的合成，间接地造成衰老。光损伤的其他重要因素也增强了基质金属蛋白酶的过表达和活性，造成真皮结缔组织的降解。基质金属蛋白酶上调能够在低紫外线照射后发生[5]。因此，即使每日暴露于低剂量的太阳紫外线辐射，也足以诱导基质金属蛋白酶上调并导致光老化，如皮肤胶原蛋白退化和弹性纤维的降解[19]。值得注意的是，基质金属蛋白酶的产生不仅由自由基引起，还可由紫外线照射后形成的炎症细胞（巨噬细胞和中性粒细胞）引起[65]。除了通过基质金属蛋白酶降解细胞外基质外，紫外线辐射诱导的自由基还能够损伤糖胺聚糖，破坏构成结缔组织的重要结构、强度、弹性和水分的结构体[43]。例如，透明质酸作为真皮中最常见的糖胺聚糖成分，UVB 环境的长期暴露可导致其在真皮中的含量明显减少[13]。此外，紫外线还能够加强纤维调节蛋白的表达（纤维调节蛋白是一种与 I 型和 II 型胶原纤维互补的小分子富亮氨酸重复蛋白），从而通过改变胶原合成和降解之间的平衡来影响细胞外基质代谢，造成皮肤中的胶原蛋白缺失，从而导致皮肤老化[39]。因此，如上所述，紫外线辐射在外因性衰老中起主要作用。特别是皱纹和色斑的形成，这两者是紫外线辐射在皮肤外因性衰老过程中发挥关键作用的最典型例子。实际上，就皱纹而言，紫外线引起基质金属蛋白酶降解皮肤胶原和弹性纤维，是皱纹形成的主要机制[38]。特别是紫外线诱导的自由基能够激活控制表皮角质细胞和真皮成纤维细胞中基质金属蛋白酶转录的信号激酶（激活蛋白 -1 和 MARK 信号传导）[19]。此外，暴露于紫外线辐射下的角质细胞产生并分泌的细胞因子，如白细胞介素（interleukin, IL-1α、IL-6）和肿瘤坏死因子（tumor necrosis factor, TNF，如 TNT-α），刺激表皮角质细胞和真皮成纤维细胞[19, 20, 38, 42, 44]，并增强 MMP-1、MMP-2、MMP-9 和 MMP-12 水平，损伤皮肤胶原和弹性纤维，导致皱纹形成[34]。此外，UVB 也能够在

正常皮肤表皮中诱导MMP-1、MMP-3和MMP-9产生，而UVA线则刺激成纤维细胞中MMP-1、MMP-2和MMP-3的表达[72]。

因此，如真皮中的胶原和弹性蛋白纤维的减少、表皮连接处的基底膜的降解以及细胞外基质体积的减少，均被认为是生成皱纹的机制。所以，紫外线辐射是通过破坏真皮细胞外基质抗拉强度，降低其弹性，从而导致真皮细胞外基质的结构组织退化，继而形成皱纹。

紫外线辐射在外因性衰老中的主要作用也表现在其造成雀斑、皱纹等衰老现象中。这些褐色素沉着病变可由角质细胞和黑色素细胞的突变诱发，而这两种细胞在色素形成和转移中起着重要作用。由此可知，紫外线辐射是导致上述突变的主要因素。特别是其可诱导皮肤细胞突变，而UVB是形成色素斑点的最主要的外在因素[36, 37]。

2.2.4 自发性衰老与外因性衰老共同作用的机制

自发性衰老和外因性衰老有很多共同点，两者都能对DNA产生损伤[27]。例如，端粒缩短引起细胞衰老和有机体衰老，也与细胞分裂减少相关，上述变化在损伤后迅速发生，其程度取决于组织受损伤的时长，因此紫外线照射可造成组织损伤。自由基的产生是自发性衰老和外因性衰老的另一个常见诱因，与DNA损伤和衰老密切相关[32]。事实上，自由基可以通过自发性有氧代谢[18]和外部紫外线照射而产生[33]。此外，当细胞衰老时，p53的部分功能，如停止加强DNA修复能力和对抗氧化防御的刺激[48]，使得非增殖细胞（如真皮成纤维细胞）

处于慢性氧化应激状态，促使老化皮肤在特定环境下发生炎性反应，使其更易受到紫外线辐射的伤害[73]。由于这些变化，自发性衰老和外因性衰老都能在细胞外基质产生类似的变化，导致皮肤抗张力和弹性下降，形成皱纹、干燥，导致伤口愈合缓慢，肤质更加脆弱[58]。然而，并非所有与衰老有关的细胞外基质的变化都与自发性和外因性衰老过程中的变化相似，但是总的来看，自发性衰老的皮肤均可见皮肤结构萎缩，而光老化皮肤则主要表现为弹性蛋白纤维异常、糖胺聚糖堆积，以及胶原蛋白的受损和减少[61]。

总结

面部暴露于外界环境，是最先出现皮肤老化现象的部位，且随时间推移逐渐加重。眼周和口周部位皮肤老化现象最为明显，可见皱纹、皮肤松弛、皮肤色素沉着等。

通过对这些部位皮肤衰老现象的阐述，解释了导致衰老的不同机制以及涉及的多种皮肤结构。衰老是由自发性衰老与外因性衰老共同作用的结果，由此深入探讨了自发性衰老和外因性衰老的多重机制，强调了两者具有很多共同点（自由基的产生、DNA损伤、端粒缩短、基质金属蛋白酶的过表达、细胞外基质的降解等），上述因素导致了临床和组织病理学方面的衰老变化。

皮肤的衰老机制复杂，其重要性不言而喻，研究并掌握皮肤衰老机制是对抗皮肤老化的唯一的有效的方法，同时也奠定了安全有效的抗衰老策略的理论基础。

参·考·文·献

[1] American Society of Aesthetic Plastic Surgery(2006)11.5 million cosmetic procedures in 2005. http:// www.surgery.org/ media/news-releases/115-million-cosmetic-procedures-in-2005. Accessed 02 Sep 2015

[2] Baier J, Maisch T, Maier M et al(2006)Singlet oxy-gen generation by UVA light exposure of endogenous

photosensitizers. Biophys J 91:1452–1459

[3] Balzani A, Chilgar RM, Nicoli M et al(2013)Novel approach with fractional ultrapulse CO$_2$ laser for the treatment of upper eyelid dermatochalasis and peri-orbital rejuvenation. Lasers Med Sci 28:1483–1487

[4] Bernhard D, Moser C, Backovic A et al(2007)Cigarette smoke-

an agin...elerator? Exp Gerontol 42:160–165

[5] Birke...ansen H(1987)Catabolism and turnover of collage...llagenases. Methods Enzymol 144:140–171

[6] Brandt...azzaniga A(2008)Hyaluronic acid gel fillers in the manage...of facial aging. Clin Interv Aging 3:153–159

[7] Centers...Disease Control and Prevention(CDC)(2003)Trends in agin...ited States and worldwide. MMWR Morb Mortal Wkly R...2:101–104

[8] Christe...K, Doblhammer G, Rau R et al(2009)Ageing popula...he challenges ahead. Lancet 374:1196–1208

[9] Chung...Yano K, Lee MK et al(2002)Differential effects of photoa...vs intrinsic aging on the vascu-larization of human skin. A...ermatol 138:1437–1442

[10] Chung...Eun HC(2007)Angiogenesis in skin aging and photoa...J Dermatol 34:593–600

[11] Colem...R, Grover R(2006)The anatomy of the aging face:v...me loss and changes in 3-dimensional topography. Aesthe...J 26:S4–S9

[12] Dahma...Poljsak B(2011)Free radicals and intrinsic skin aging:...principles. Health Med 5:1647–1654

[13] Dai G...denberger T, Zipper P et al(2007)Chronic ultraviolet B irra...n causes loss of hyaluronic acid from mouse dermis becaus...own-regulation of hyaluronic acid synthases. Am J Pathol...451–1461

[14] Davis...allender VD(2011)Aesthetic dermatology for aging ethnic...Dermatol Surg 37:901–917

[15] Desai...Upadhyay M, Nanda R(2009)Dynamic smile analys...anges with age. Am J Orthod Dentofacial Orthop 136:3...1

[16] Dimri...Lee X, Basile G et al(1995)A biomarker that identif...nescent human cells in culture and in aging skin in vivo. P...Natl Acad Sci USA 92:9363–9367

[17] Erbag...Erbagci H, Kizilkan N et al(1994)The effect of age and g...on the anatomic structure of Caucasian healthy eyelid...J Ophthalmol 117:231–234

[18] Farag...A, Miller KW, Elsner P et al(2008)Intrinsic and extrins...ctors in skin aging: a review. Int J Cosmet Sci 30:87–95

[19] Fisher...Wang ZQ, Datta SC et al(1997)Pathophysiology of prema...kin aging induced by ultraviolet light. N Engl J Med 337:1...1428

[20] Fishe...Kang S, Varani J et al(2002)Mechanisms of photo...g and chronological skin aging. Arch Dermatol 138:1...470

[21] Fried...D(2005)Changes associated with the aging face. Facia...Surg Clin North Am 13:371–380

[22] Furna...(1978)Festoons of orbicularis muscle as a cause of baggy...ds. Plast Reconstr Surg 61:540–546

[23] Furna...(1993)Festoons, mounds, and bags of the eyelids and cheek...Plast Surg 20:367–385

[24] Giard...A, Segatto M, da Silva MS et al(2014)Telomere and telom...biology. Prog Mol Biol Transl Sci 125:1–40

[25] Gilch...BA(1989)Skin aging and photoaging:an overview. J Am A...Dermatol 21:610–613

[26] Gilch...BA(1996)A review of skin aging and its medical therap...J Dermatol 135:867–875

[27] Gilchrest BA(2013)Photoaging. J Invest Dermatol 133:E2–E6

[28] Goh C(2009)The need for evidence-based aesthetic dermatology practice. J Cutan Aesthet Surg 2:65–71

[29] Gonzalez-Ulloa M, Flores ES(1965)Senility of the face:basic study to understand its causes and effects. Plast Reconstr Surg 36:239–246

[30] Goodsell DS(2001)The molecular perspective: ultraviolet light and pyrimidine dimers. Stem Cells 19:348–349

[31] Grozdev IS, Van Voorhees AS, Gottlieb AB et al(2011)Psoriasis in the elderly:from the Medical Board of the National Psoriasis Foundation. J Am Acad Dermatol 65:537–545

[32] Harley CB, Futcher AB, Greider CW(1990)Telomeres shorten during aging of human fibroblasts. Nature 345:458–460

[33] Heck DE, Vetrano AM, Mariano TM et al(2003)UVB light stimulates production of reactive oxygen species:unexpected role for catalase. J Biol Chem 278:22432–22436

[34] Herrmann G, Wlaschek M, Lange TS et al(1993)UVA irradiation stimulates the synthesis of various matrix-metalloproteinases(MMPs)in cultured human fibroblasts. Exp Dermatol 2:92–97

[35] Hussein MR(2005)Ultraviolet radiation and skin cancer: molecular mechanisms. J Cutan Pathol 32:191–205

[36] Ichihashi M, Fujiwara Y(1981)Clinical and photo-biological characteristics of Japanese xeroderma pigmentosum variant. Br J Dermatol 105:1–12

[37] Ichihashi M, Ueda M, Budiyanto A et al(2000)UV-induced skin damage. Toxicology 189:21–39

[38] Inomata S, Matsunaga Y, Amano S et al(2003)Possible involvement of gelatinases in basement membrane damage and wrinkle formation in chroni-cally ultraviolet B-exposed hairless mouse. J Invest Dermatol 120:128–134

[39] Iovine B, Nino M, Irace C et al(2009)Ultraviolet B and A irradiation induces fibromodulin expression in human fibroblasts in vitro. Biochimie 91:364–372

[40] Jenkins G(2002)Molecular mechanisms of skin aging. Mech Aging Dev 123:801–810

[41] Kammeyer A, Luiten RM(2015)Oxidation events and skin aging. Aging Res Rev 21:16–29

[42] Kang S, Fisher GJ, Voorhees JJ(2001)Photoaging:pathogenesis, prevention, and treatment. Clin Geriatr Med 17:643–659

[43] Kjellén L, Lindahl U(1991)Proteoglycans:structures and interactions. Annu Rev Biochem 60:443–475

[44] Kondo S(2000)The roles of cytokines in photoaging.J Dermatol Sci 23:S30–S36

[45] Kurban RS, Bhawan J(1990)Histologic changes in skin associated with aging. J Dermatol Surg Oncol 16:908–914

[46] Landau M(2007)Exogenous factors in skin aging. Curr Prob Dermatol 35:1–13

[47] Lee DE, Chung MY, Lim TG et al(2013)Quercetin suppresses intracellular ROS formation, MMP activation, and cell motility in human fibrosarcoma cells. J Food Sci 78:1464–1469

[48] Li T, Ning K, Le J et al(2012)Tumor suppression in the absence of p53-mediated cell-cycle arrest, apoptosis, and senescence. Cell 149:1269–1283

[49] Love LP, Farrior EH(2010)Periocular anatomy and aging. Facial Plast Surg Clin North Am 18:411–417

[50] Mera SL, Lovell CR, Jones RR et al(1987)Elastic fibres in normal and sun-damaged skin:an immuno-histochemical study. Br J Dermatol 117:21–27

[51] Millis AJ, Hoyle M, McCue HM et al(1992)Differential expression of met-alloproteinase and tissue inhibitor of metalloproteinase genes in aged human fibroblasts. Exp Cell Res 201:373–379

[52] Muto J, Kuroda K, Wachi H et al(2007)Accumulation of elafin in actinic elastosis of sun-damaged skin: elafin binds to elastin and prevents elastolytic degradation. J Invest Dermatol 127:1358–1366

[53] Naylor EC, Watson RE, Sherratt MJ(2011)Molecular aspects of skin aging. Maturitas 69:249–256

[54] Ortonne JP(2002)Photoprotective properties of skin melanin. Br J Dermatol 146:7–10

[55] Oxlund H, Andreassen TT(1980)The roles of hyaluronic acid, collagen and elastin in the mechanical properties of connective tissues. J Anat 131:611–620

[56] Perkins SW, Sandel HD 4th(2007)Anatomic consid-erations, analysis, and the aging process of the perioral region. Facial Plast Surg Clin North Am 15:403–407

[57] Pfeifer GP, You YH, Besaratinia A(2005)Mutations induced by ultraviolet light. Mutat Res 571:19–31

[58] Poljsak B, Dahmane RG, Godic A(2012)Intrinsic skin aging:the role of oxidative stress. Acta Dermatovenerol Alp Panon Adriat 21:33–36

[59] Pons B, Belmont AS, Masson-Genteuil G et al(2010)Age-associated modifications of Base Excision Repair activities in human skin fibroblast extracts. Mech Aging Dev 131:661–665

[60] Rinnerthaler M, Bischof J, Streubel MK et al(2015)Oxidative stress in aging human skin. Biomolecules 5:545–589

[61] Scharffetter-Kochanek K, Brenneisen P, Wenk J et al(2000) Photoaging of the skin from phenotype to mechanisms. Exp Gerontol 35:307–316

[62] Shapiro DP(1999)Geriatric demographics and the practice of otolaryngology. Ear Nose Throat J 78:418–421

[63] Situm M, Buljan M, Cavka V et al(2010)Skin changes in the elderly people-how strong is the influence of the UV radiation on skin aging? Coll Antropol 34:9–13

[64] Sjerobabski-Masnec I, Situm M(2010)Skin aging. Acta Clin Croat 49:515–518

[65] Starcher B, Conrad M(1995)A role for neutrophil elastase in solar elastosis. Ciba Found Symp 192:338–346

[66] Truswell WH 4th(2013)Aging changes of the periorbita, cheeks, and midface. Facial Plast Surg 29:3–12

[67] Tsutsumi M, Denda M(2007)Paradoxical effects of beta-estradiol on epidermal permeability barrier homeostasis. Br J Dermatol 157:776–779

[68] Varani J, Schuger L, Dame MK et al(2004)Reduced fibroblast interaction with intact collagen as a mechanism for depressed collagen synthesis in photodam-aged skin. J Invest Dermatol 122:1471–1479

[69] Warren R, Gartstein V, Kligman AM et al(1991)Age, sunlight, and facial skin:a histologic and quantitative study. J Am Acad Dermatol 25:751–760

[70] Wlaschek M, Tantcheva-Poor I, Naderi L et al(2001)Solar UV irradiation and dermal photoaging. J Photochem Photobiol 63:41–51

[71] Wollina U(2013)Perioral rejuvenation:restoration of attractiveness in aging females by minimally invasive procedures. Clin Interv Aging 8:1149–1155

[72] Woodley DT, Kalebec T, Banes AJ et al(1986)Adult human keratinocytes migrating over nonviable dermal collagen produce collagenolytic enzymes that degrade type Ⅰ and type Ⅳ collagen. J Invest Dermatol 86:418–423

[73] Yaar M, Gilchrest BA(2012)Aging of the skin. In:Goldsmith LA, Katz SI, Gilchrest BA et al(eds)Fitzpatrick's dermatology in general medicine. McGra Hill, New York, pp 1213–1226

[74] Zouboulis CC, Chen WC, Thornton MJ et al(2007)Sexual hormones in human skin. Horm Metab Res 39:85–95

[75] Zouboulis CC, Makrantonaki E(2011)Clinical aspects and molecular diagnostics of skin aging. Clin Dermatol 29:3–14

3

注射丰唇——透明质酸注射技术在微创唇周与眼周抗衰老中的应用

Giselle Prado, Sonal Choudhary, and Martin Zaiac

3.1 简介

求美者寻求行丰唇术的初衷各不相同，其中最常见的诉求为唇部变薄、唇部立体感不足影响面部美观。口周区域常见的老化迹象包括唇珠不明显、唇弓扁平、白唇缘不明显、口角垂直皱纹形成，木偶纹、口周纹形成和鼻唇沟变深（图 3.1）[1]。现在，也有越来越多年轻求美者期望通过丰唇术来改善唇部外观。

似乎是萎缩而非下降是人面部老化的主要原因[2]。老化时真皮层糖胺聚糖和蛋白多糖流失，同时胶原蛋白和弹性纤维减少[2]。面部肌肉反复牵拉

也会导致口周区域皱纹的形成[3]。宏观来看，随着年龄增长，唇部变得扁平，上唇延长，唇弓消失，口角下降[4]。将软组织复位后可知，中面部骨骼的吸收也是导致口周区域老化的原因[5]；唇部也可因暴晒、吸烟而加速老化[4]。透明质酸（hyaluronic acid，HA，又称玻尿酸）——一种多糖注射液，可增加口唇的体积和含水量，使唇部外观饱满丰润[3]。

透明质酸是一种常用的可吸收填充物，具有高保湿性和注射后外观自然的特性，填充效果可持续3~6 个月。部分求美者在接受透明质酸填充后效果维持时间延长，这可能是由于透明质酸注射后局部成纤维细胞张力增加，刺激内源性胶原蛋白新生造

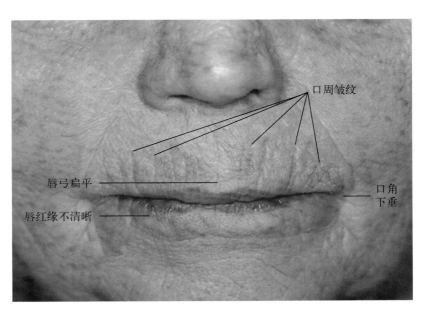

图 3.1　口周区域的特征变化包括唇弓变平、口周褶皱、唇红缘不清晰和口角下降

成的[6]。也有医师认为，注射过程中引起的创伤会导致炎症反应，从而延长了透明质酸填充效果的维持时间[2]。与胶原类填充物不同，透明质酸注射无需皮试。双相透明质酸是由非交联透明质酸溶液和交联透明质酸凝胶颗粒组成的[2]。交联透明质酸可延长注射后的半衰期，交联透明质酸所占的比例与其硬度成正比[2]。透明质酸的硬度取决于它的弹性模量（G'），数值越大硬度越高（瑞蓝 > 乔雅登 > Belotero Balance）。医师须熟练掌握各种产品的硬度，从而保证自然的填充效果[7]。透明质酸可被透明质酸酶降解，因此使用相对安全。

目前，有两种透明质酸获美国 FDA 批准，可专门用于丰唇：瑞蓝 Gel 和瑞蓝 Silk（Galderma S.A.，Lausanne，Switzerland）[8]。但实际上乔雅登（Allergan，Inc.，Irvine，CA）、Captique（Inamed Corporation，Santa Barbara，CA）和 Belotero Balance（Merz North America，Greensboro，NC）也可用于丰唇[9]。瑞蓝、Captique 和乔雅登采用细菌发酵制备，菌种为链球菌，具有一定的抗原性，因而存在一定的过敏风险。

瑞蓝是一种交联透明质酸凝胶，为非动物源性、性质稳定的填充材料。它可用于填充鼻唇沟、填充木偶纹、填充眉间纹和丰唇[10]。瑞蓝注射后副作用可持续 1 周，包括发红、肿胀、青紫、硬结。

由于黏度大、分子量大，因此注入后不易扩散。

在美国，在 Hylaform（皓丽肤）及其复合物下架后，Captique 作为其代替品继续使用[2]。Captique 被归类为非神经源性稳定的透明质酸填充剂。

乔雅登（分类为 Hylacross 玻尿酸）是黏稠度较低的长链透明质酸凝胶，具有较低的分子量，注射后扩散趋势相对明显，比瑞蓝更加浓缩和亲水，从而使周围组织吸收更多水分[11]。

Belotero（分类为黏性多聚基质透明质酸）是最新推出的透明质酸填充剂，与瑞蓝和乔雅登相比[2]，具有最低的黏度和弹性模量，注射后极易扩散，从而能够更好地保持唇部的柔韧性，这是注射丰唇期望的效果[2]。所以 Belotero 作为浅表填充剂特别有效，可用于唇周垂直皱纹的填充，以达到恢复皮肤年轻态的目的。

3.2 操作要点

无论采用何种填充材料，医师均应熟知唇周的重要解剖结构（图 3.2）。唇部主要是由口轮匝肌及浅层筋膜组成。需注意的是，许多肌纤维在口角处融和，注射时应予以考虑。浅筋膜层上为唇红和皮肤[1]。

口周区域的血供由面部动脉分支形成上下唇动

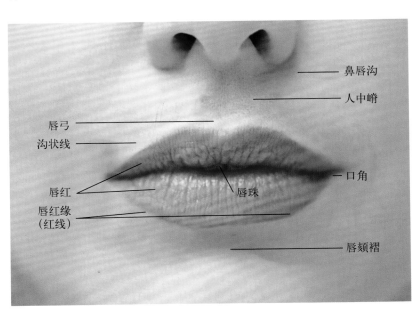

图 3.2　与丰唇有关的重要解剖标志

脉，上下唇动脉位于唇缘处。眶下神经和颏神经分别为该区域提供感觉和支配肌肉运动 [3]。

医师需了解唇部美学要求，顺应审美潮流，以期提高求美者的满意度。下唇较上唇丰满，唇红部分更多。在高加索人种的妇女中，建议上下唇的黄金比例为1:1.618。在黑种人和亚裔妇女中此比例可接近1:1 [2]。在对求美者进行观察时需注意，上唇应较下唇略突出 [4]。白唇缘是面部皮肤与唇红部分的分界线，其形态要求连续平滑，即使极小的误差也会导致明显的外观缺陷 [4]。唇珠（上唇部唇红缘正中的小结节状突起）可增强上唇的立体感，突出唇部中部，使唇部显得年轻饱满。

上下唇本身即呈立体状态，丰唇时务必保持原有解剖特性，方可实现唇部丰满口角微翘的外观，包括上唇的唇珠以及下唇中线两侧的两个略突起的结构 [9]。

进行丰唇注射时，医师需结合求美者的期望值对唇部进行填充，但切忌填充过度形成"香肠嘴"。如单次注射后未能达到预期效果，可再次进行注射调整 [10]。

为使求美者可以看到填充前后唇部形态的变化，注射时可提供镜子，嘱其自行观察唇部变化，同时应拍摄术前及术后的正位、侧位照片，以便对比注射效果。

注射过程中往往因肿胀导致唇部外观不对称，因此注射时优先处理左右两侧唇缘，行两侧对称、对比注射，之后再进行后续步骤 [9]。

另外，注射过程中医师需记录已使用的剂量并对后续步骤使用量有所计划，这是因为部分求美者不同意支付补充注射的费用。因此，医师需对现有的填充剂进行合理分配，以求在此范围内取得相对理想的注射效果。

对于瑞蓝等分子量较大的填充剂提倡选择深层组织注射，以避免注射过浅引起结节及局部透光现象。而乔雅登、Bolotero 等分子量较小的填充剂则更适合浅层注射，以期获得更为自然的填充效果。

术前需与求美者充分沟通，分析预期效果是否合理以及对实际效果做出说明，并通过分析求美者术前唇部形态，对注射后的唇部形态、饱满度做出初步预估 [14]。

3.3 笔者的经验

了解并掌握五官比例及面部解剖结构，对于顺利实施丰唇术十分必要。虽然有研究表明面部对称性是完美面部外观的重要因素，但事实却是，与计算机设定合成的完全对称的面孔相比，自然的、不完全对称的面孔更具魅力 [15]。在进行面部美容填充注射时，应充分考虑上述因素，结合自然美学和注射技术，力求达到理想效果。

首先，注射前对求美者进行评估，了解其预期效果至关重要。术前需和求美者沟通，以其自身条件和面部特征为基础，通过注射丰唇术，对其面部外观进行微调。需告知求美者，仅通过丰唇术无法达到改头换面的效果，同时一味要求将唇部注射成某位明星的唇形也是不切合实际的。这是首诊时就应加以讨论和重视的内容。合理的期望有助于注射术的实施及外观的改善，也能提高求美者的满意度。

完成上述讨论之后，应为求美者提供镜子，让其指出不太满意的部位。这有助于医师更确切地了解求美者最希望改善的部位。例如，求美者可能会说她的上唇中间太薄，或者口角下垂。这种做法有利于与求美者建立良好的关系，使双方需求和审美达成一致，防止不必要的术后纠纷。医师应特别注意求美者所关心的是什么。

照片需包括面部正位、侧位，需在相同的灯光、背景下拍摄（图 3.3~ 图 3.6）。术前照有助于术后可能出现的并发症的诊断治疗，指导注射，并可作为治疗资料存档。

完善术前准备后，对填充部位实施局部麻醉。有些医师更青睐于局部麻醉，因为其不会对唇部肌肉运动造成影响，有助于观察形态、外观和估计填充量，而神经阻滞则会导致唇部运动丧失，影响术中的评估。选用复方利多卡因乳膏，术前 30~40 分钟在预注射部位外敷。

如果治疗涉及鼻唇沟、脸颊和（或）上唇部皱纹，则应优先对上述部位进行填充，之后再进行丰唇操作。因利多卡因是沿着眶下神经支配区域发挥作用的，在上述区域自上而下直至唇部依次发生作用，最后进行唇部注射可使麻醉充分。

麻醉起效后，求美者可采用舒适的半卧位姿势接受注射，这一姿势也便于医师进行操作，也有助于精准注射。

注射多采用单点注射，这种注射方式可降低损伤血管的概率。

针头应与唇线平行，确保手术野清晰，便于术中随时观察注射效果。

为了突出唇红缘，进针后保持注射力度不变，使针头平行于白唇缘和唇红交界处的唇形隆起部分（即柱状线）（图 3.3）。进针点由求美者要求的填充部位以及唇部的解剖结构所决定。部分求美者可以从唇部外侧进针，而其他求美者则可能更适合从唇部内侧进针。填充轨迹位于干湿唇红交界线之间，在这一区域进行丰唇注射符合解剖学及美学标准，可取得较好的注射效果。

推荐缓慢、少量、注射力度恒定的注射方式。

如需对唇部进行整体丰唇注射时，很多医师会选择在唇红边缘处进针，之后再向唇红部分进行注射填充，与直接在唇红处进针填充相比，前者不易引起疼痛。

除此以外，也可以采用同样方式，继续行唇红区域的填充。再次注射的填充剂应位于前次注射的填充剂之下，起到加强支持的作用。对于追求更为饱满的唇形（M 唇）的求美者，透明质酸注射时应首先对上唇唇形进行填充，然后对唇弓唇峰进行注射调整，使其形成 V 形。之后可见唇峰、人中

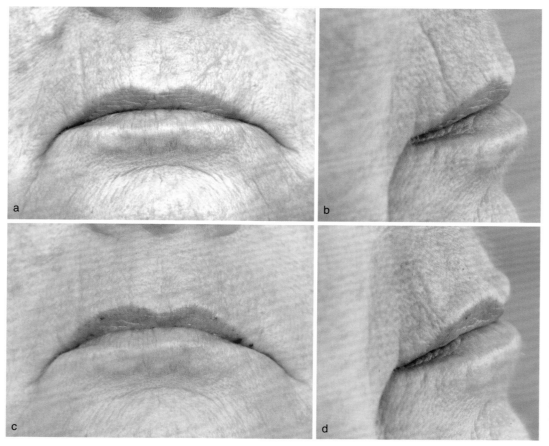

图 3.3 老年女性，丰唇正位、侧位照片（a、b）和同一女性接受玻尿酸注射丰唇后即刻的正位照片（c、d），唇周皱纹得以改善

峰隆起，□□ M 唇，形成明显的唇峰特征。最后，推荐丰下□□□主要对其中央的 1/3 区域进行填充，应避免对□□下唇进行注射丰唇，避免形成"香肠嘴"。

如求□□唇部存在瘢痕，则应改进注射技术，避开瘢痕□□，避免注射时穿透瘢痕组织。

对部□□美者可采用肉毒毒素与填充剂联合注射法。对□□匝肌进行肉毒毒素注射，再进行唇部填充。这□□理可以增加上唇高度，丰唇并减轻口周皱纹。

3.3.□ 后护理

为防□□后淤血，可对注射部分轻微施压，压力不宜过□□防注射材料发生位移；也可局部冰敷 15~20 分□□对于在接受抗凝血药物治疗的求美者可适当延□□敷时间。

需提□□知求美者，除了注射损伤本身可引起

肿胀外，透明质酸吸收水分也可导致局部肿胀，一般在 48~72 小时肿胀即可减轻 10%~15%。如随访时发现存在淤血，则可于术后 48 小时使用脉冲激光治疗，以加速淤血吸收，减轻淤青。

3.4 并发症

透明质酸组织相容性良好，且具有可吸收性、低抗原性，因此极少出现不良反应[16, 17]。常见的术后反应多由注射操作本身引起，包括局部炎症、充血、淤血、发红、发热、触痛和瘀斑；偶见超敏反应和充血性肿胀[16-18]。淤血肿胀通常可在 7 日内消退[16]。如淤血肿胀持续存在 2 周以上，则可行透明质酸酶注射，溶解注射部位的透明质酸[16]。

填充剂注射后感染可见硬结、红斑、瘙痒、触痛，应引起足够重视。医师应对注射部位彻底清洁消毒，降低经皮感染的风险[17]。有单纯疱疹感染

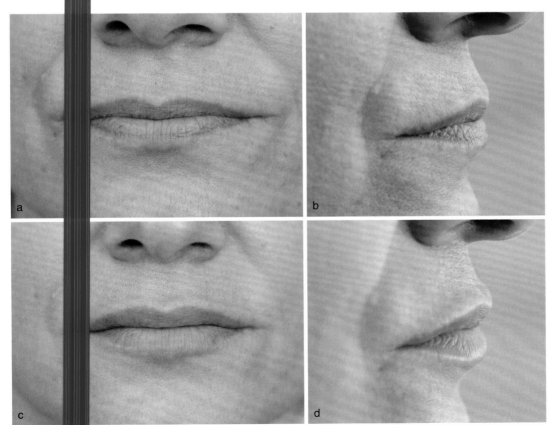

图 3.4 中年女性，丰唇正位、侧位照片（a、b）和同一女性接受透明质酸注射丰唇后即刻的正位照片（c、d），可见上唇丰满，立体感增强

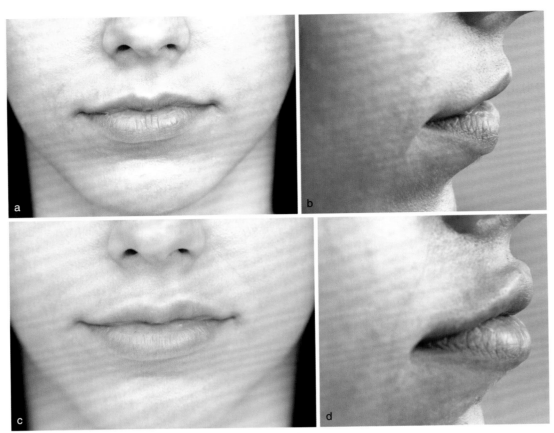

图 3.5　青年女性，丰唇正位（a）、侧位（b）照片和同一女性接受透明质酸注射丰唇后即刻的正位（c）和侧位（d）照片，可见上下唇均较前丰满

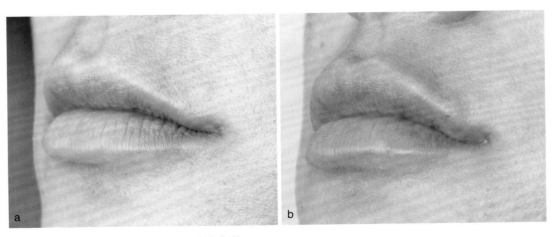

图 3.6　注射前（a）和注射后（b）上斜位照片

病史的求美者注射后有复发的可能，因此应在术前2 日开始应用抗病毒药物（阿昔洛韦或伐昔洛韦），常规应用 5 日，以预防感染[17]。对注射后 3~14 日内出现疼痛、红色结节等可疑感染现象，应进行培养。可以根据培养结果应用抗生素，并可根据

炎症程度酌情使用类固醇类药物[16]。不建议使用注射器保存残余填充剂，以防填充剂被污染，导致感染。

某些并发症可由医师的操作习惯引起。当填充剂注射层次过浅时，局部可发生透光现象[16]。当

填充剂经注□直接进入动静脉时，可引起唇部血管栓塞。因此□行唇周注射时应注意避免损伤上下唇动脉。如出□严重的局部疼痛及异常灼伤感，则应立即局部注□生理盐水稀释，并按摩注射区域[18]。如诊治不及□栓塞部位可发生组织坏死[17]。

抗原性□并发症包括延迟型超敏反应和异物肉芽肿。使用□明质酸丰唇时，很少出现皮肤表面的肉芽肿，但□导致唇部形成肿块或小结节[19]。过敏反应和普□注射后症状的主要区别在于反应强度和临床表现的不同[16]。

总结

透明质酸填充丰唇效果理想。注射中需充分了解自然美学及求美者的诉求。透明质酸丰唇副作用较少，因此透明质酸注射丰唇是微创唇部美容治疗的首选方案。

参·考·文·献

[1] Ali MJ, □□ K, Maas CS(2007)Perioral rejuvenation and lip augmenta□□ Facial Plast Surg Clin North Am 15(4):491–500, vii

[2] Sundara□□ Cassuto D(2013)Biophysical characteristics of hyaluron□□ soft-tissue fillers and their relevance to aesthetic applicatio□ Plast Reconstr Surg 132(4 Suppl 2):5S–21S

[3] Hotta T□□□Understanding the anatomy when using dermal fillers en□□ s patient safety. Plast Surg Nurs 26(3):149–151

[4] Perkins□□ Sandel HD(2007)Anatomic considerations, analysis□□ the aging process of the perioral region. Facial Plast Sur□□ North Am 15(4):403–407, v

[5] Vleggaa□□ Fitzgerald R(2008)Dermatological implications of skele□□ging:a focus on supraperiosteal volumization for perioral r□□nation. J Drugs Dermatol 7(3):209–220

[6] Koger C□□□en J(2014)The lasting effects of fillers through neocolla□□sis. Dermatologist 22(4)

[7] Cartier H□□□vidic P, Rzany B et al(2012)Perioral rejuvenation with a ra□□ of customized hyaluronic acid fillers:efficacy and safety ov□□ months with a specific focus on the lips. J Drugs Dermato□□ Suppl):s17–s26

[8] Soft Tis□□ Fillers Approved by the Center for Devices and Radiolo□□ Health. U.S. Food and Drug Administration. Accessed□□ober 29, 2014.

[9] Sarnoff □□ Gotkin RH(2012)Six steps to the "perfect" lip. J Drugs D□□ol 11(9):1081–1088

[10] Monheit GD, Coleman KM(2006)Hyaluronic acid fillers. Dermatol Ther 19(3):141–150

[11] Eccleston D, Murphy DK (2012) Juvéderm (®) Volbella™ in the perioral area:a 12-month prospective, multicenter, open-label study. Clin Cosmet Investig Dermatol 5:167–172

[12] Goodman G(2012)Duckless lips:how to rejuvenate the older lip naturally and appropriately. Cosmetic Dermatol 25(6):276

[13] Monheit GD(2007)Hyaluronic acid fillers:Hylaform and Captique. Facial Plast Surg Clin North Am 15(1):77–84, vii

[14] Carruthers A, Carruthers J, Hardas B et al(2008)A validated lip fullness grading scale. Dermatol Surg 34(Suppl 2):S161–S166

[15] Zaidel DW, Deblieck C(2007)Attractiveness of natural faces compared to computer constructed perfectly symmetrical faces. Int J Neurosci 117(4):423–431

[16] Cox SE, Adigun CG(2011)Complications of injectable fillers and neurotoxins. Dermatol Ther 24(6):524–536

[17] Gilbert E, Hui A, Meehan S, Waldorf HA(2012)The basic science of dermal fillers:past and present part AI:adverse effects. J Drugs Dermatol 11(9):1069–1077

[18] Vent J, Lefarth F, Massing T, Angerstein W(2014)Do you know where your fillers go? An ultrastructural investigation of the lips. Clin Cosmet Investig Dermatol 7:191–199

[19] Eversole R, Tran K, Hansen D, Campbell J(2013)Lip augmentation dermal filler reactions, histopathologic features. Head Neck Pathol 7(3):241–249

4

唇部皱纹美容方法：微针和肉毒毒素

赵聪颖　秦丹莹　译

Gabriella Fabbrocini and Luigia Panariello

唇部皱纹是指存在于口周的较明显的细小或深刻的皱褶。垂直于唇红边缘的纵向皱纹，可分为动态皱纹和静态皱纹两种。

静态皱纹可由多种因素引起，包括：年龄、日晒、吸烟以及其他不明原因，如基因、性别差异、软组织本身特性等。

口周动态皱纹一般产生于肌肉收缩，可以由吸烟、吹奏乐器等自主运动引起，也可以由笑、做鬼脸等不自觉运动引起。

如今多种美容技术可用于改善口周皱纹。静态皱纹可以通过面部皮肤抗衰老、激光、皮肤磨削术、微针、化学换肤术及软组织填充等方法治疗。对于动态皱纹，肉毒毒素注射是一种十分有效的治疗手段。

我们可以选择效率高、副作用小、恢复期短的技术来改善唇周皱纹。作为最新的治疗手段，微针和肉毒毒素注射具备上述全部优势。

4.1 解剖结构

熟练掌握口周解剖结构对于精准的美容治疗至关重要，尤其在为每一位求美者制订个性化治疗方案及规避副作用时，这一点显得尤为重要。

口周肌肉呈分层分布，且每一层肌肉互相交错成束。

基于注射位置的不同，可将口周肌肉分为 3 部分。

- 第一部分——面中部：包括口轮匝肌、颊肌、口角提肌、降口角肌、颧大肌、笑肌。
- 第二部分——上唇：包括上唇提肌、上唇鼻翼提肌、颧小肌。
- 第三部分——下唇：包括下唇降肌、颏肌、颈阔肌。

4.2 微针

微针，又称滚针、经皮胶原诱导术或胶原诱导术。该技术自 1995 年起即被应用于多种美容治疗项目，并取得了良好的疗效[1, 2]。

迄今为止，无论是单独应用微针，还是将之与其他方法联用，均被学界视作治疗瘢痕和皱纹的有效方法。同时，在诸如黄褐斑等皮肤病变的治疗中，应用微针可提高表面麻醉的穿透深度[3, 4]。

现多使用鼓状可滚动的微针设备，鼓面上微针数量可多可少，有多种型号可供选择。这些微针能够刺入皮肤深达 0.5~3 mm，在不造成表皮损伤的前提下，产生数以千计的微小伤口。

实际上，这些微小针孔的周径仅为 4 个细胞大小，因此可依旧保持角质层的完整[5]。

微针必须可以在 4 个方向滚动：垂直滚动、水平滚动、右上向左下和左上向右下。微针使用过程中应当在治疗区域维持轻柔压力，产生 10~14 个治疗通道[4]。

微针可刺激皮肤产生大量生长因子以促进新的

胶原形成，[促]进伤口愈合，因此在改善瘢痕（痤疮瘢痕、烧伤[瘢]痕）和减少皱纹方面疗效显著[6]。

与激光[剥]脱治疗相比，微针不会引起热损伤，治疗24小[时后]表皮厚度也不会有磨损的表现，不会影响黑色[素]细胞的增减[7]。

基于上[述]因素，微针适用于所有皮肤类型。微针治疗可反[复]进行且安全有效，对于某些不适合做激光治疗和[深]度剥脱的皮肤区域同样适用[8]。

微针为治疗口周皱纹提供了一种有效的疗法，尤其适用于[改]善被称为"条形码"的纵向皱纹以及吸烟者所特[有]的典型口周皱纹。这种疗法还可作为辅助治疗手[段]与其他技术（如软组织填充）联合应用于"木[偶纹]"的治疗。

经过多[个]疗程的治疗，在皱纹、瘢痕凹陷中可见新生胶原[的]产生。

4.2.1 [微]针的优势

（1）愈[合]迅速、零恢复期的微创治疗。

（2）表[皮]没有受到损伤，因而可反复进行。

（3）治[疗]后色素沉着的风险最低。

（4）适[用]于所有的皮肤类型，甚至是角质层极薄的、接受[过]激光治疗的皮肤。

（5）该[技]术可在面部、颈部及身体的所有部位使用。

（6）花[费]少于激光。

4.3 肉毒[毒]素

近年来[，]应用肉毒毒素注射治疗面部皱纹已成为开展最[广]泛的美容技术。

18世[纪发]现肉毒毒素时，A型肉毒毒素仅用于骨骼肌[痉挛]症的治疗，随后这种疗法被反复研究并应用于[更]多种疾病的治疗，直到被获准应用于改善重度[面部]皱纹。最初获批应用于人体的肉毒毒素为Ocul[inum]，随后被Allergan公司以BOTOX®的商品名[命名]。

A型肉[毒]毒素通过抑制运动神经胆碱能神经末梢对乙酰胆碱的胞吐作用起效。事实上，在A型肉毒毒素结合到神经末梢膜之后，毒素将易位到神经元胞质中，对一个或多个SNARE蛋白进行酶切作用。因为这些蛋白对于囊泡接触、融合来说是不可或缺的，A型肉毒毒素实现了减少神经递质释放的目的。因此，会导致肌无力，自注射后3~7日开始并可持续3~4个月[9,10]。

A型肉毒毒素多应用于异常兴奋的肌肉。

A型肉毒毒素可减少肌肉运动。

面部肌肉的随意运动牵拉其上层皮肤，可导致皱纹产生。BOTOX®应用于美容注射时，主要作用于面部表情肌，减少其运动，从而减轻皱纹。这里需要注意的是，应准确区分由肌肉收缩引起的动态皱纹以及光老化和慢性衰老引起的静态皱纹，因为BOTOX®治疗对于静态皱纹是无效的。

为了区分上述两种皱纹，医师可要求求美者做鬼脸，予以鉴别。

肉毒毒素可应用于矫正抬头纹、川字纹、眼周皱纹、上唇肌肉紧张及咬肌肥大等的治疗[11]。

有多项研究证明，求美者在持续多年、多次注射A型肉毒毒素后，并不会出现抗药性，仍可使用原剂量治疗，因此其安全性、有效性依然是有保证的。

4.3.1 口轮匝肌

口轮匝肌的功能是通过抿住口唇以闭合口腔、协助咀嚼，还可做撅唇动作。基于这些因素，口轮匝肌的过度活动导致了口周皱纹的形成。

由于口轮匝肌呈环形，我们建议上下唇治疗应同时进行以维持平衡。

操作应尽量浅，在真皮层注射，不可深过真皮下结缔组织[12]。

BOTOX®的稀释：每100 U以1~4 ml的生理盐水，根据注射部位及需要稀释至适当浓度。经过稀释后，肉毒毒素可在口轮匝肌浅表的肌肉纤维上弥散，可改善唇周的纵向皱纹。

将唇周按环形区域划分，每1/4环形区域可仅注射 1~2 U，整个区域总治疗剂量为 4~6 U[13]。

唇周柱状线区域为注射部位，也可从唇红轮廓以上 3~5 mm 的口轮匝肌外侧进针，注射时应距离口角至少 1 cm，并需避开人中区域，避免因注射导致的人中沟变浅[12, 13]。

进针角度应与皮肤表面平行。

4.3.2 降口角肌

降口角肌的功能是下拉口角，形成木偶纹[14]。

注射时，应选择降口角肌下 1/3 处表浅入针，针头指向外侧方。

推荐 BOTOX® 以 100 U 与 1 ml 生理盐水混合稀释。这样的配比不仅可以避免笑容不对称等副作用，还可以避免口角流涎甚至发音障碍等功能失调[12]。

推荐的最高治疗剂量为 6 U，这些药物必须平均分配至双侧注射点，每侧 3 U。注射部位应当选择在口角外 1 cm、向下 1.5 cm 的肌肉凸起处。

注射时需谨防损伤下面部血管神经，尤其应注意避免损伤下颌缘神经及面动脉、面静脉。

为避免上述损伤，注射时医师可用另一只手轻轻捏起注射部位的皮肤或肌肉以协助进针[12]。

4.3.3 颏肌

颏肌收缩可使下巴向上收起，将下唇的皮肤向上提拉，饮水时实现撅下唇、下唇外翻。

颏肌过度紧张可在下唇和颏隆突之间产生较深的皱纹。另外，随着年龄增长，胶原蛋白和皮下脂肪发生流失，局部可以表现为颏后缩。BOTOX® 对此治疗有效[15]。

对于降口角肌和颏肌，BOTOX® 应当以每 100 U 配比 1 ml 生理盐水进行稀释，以防止下唇肌无力的发生（说话障碍、进食障碍、饮水障碍）[12]。

推荐的总治疗剂量为 6 U，等分至两个注射部位，每侧 3 U。在下颌下缘向上 1 cm 靠近下颌中线的两个对称位点进行皮下注射或肌内注射。

根据现有规定，BOTOX® 仅限于改善眉间皱纹。通过对现有文献的分析，其也可以应用于包括口周在内的其他面部区域的注射治疗[12-14]。

在口周区域进行 BOTOX® 注射有两大重要优势：①所需时短，仅需 20 分钟即可完成；②这是一种微创治疗，由经验丰富的医师操作几乎无副作用。

参·考·文·献

[1] Orentreich DS, Orentreich N(1995)Subcutaneous incisionless (subcision)surgery for the correction of depressed scars and wrinkles. Dermatol Surg 21(6):543–549

[2] Fernandes D(2005)Minimally invasive percutaneous collagen induction. Oral Maxillofac Surg Clin North Am 17(1):51–63

[3] Fabbrocini G, Fardella N, Monfrecola A, Proietti I, Innocenzi D(2009)Acne scarring treatment using skin needling. Clin Exp Dermatol 34(8):874–879

[4] Fabbrocini G, De Vita V, Pastore F, Panariello L et al(2011) Combined use of skin needling and platelet-rich plasma in acne scarring treatment. Cosmetic Dermatol 24:177–183

[5] McAllister DV, Wang PM, Davis SP, Park JH, Canatella PJ, Allen MG, Prausnitz MR(2003)Microfabricated needles for transdermal delivery of macromolecules and nanoparticles:fabrication methods and transport studies. Proc Natl Acad Sci USA 100(24):13755–13760

[6] Doddaballapur S(2009)Microneedling with dermaroller. J Cutan Aesthet Surg 2:110–111

[7] Aust MC, Reimers K, Repenning C, Stahl F, Jahn S, Guggenheim M, Schwaiger N, Gohritz A, Vogt PM(2008) Percutaneous collagen induction:minimally invasive skin rejuvenation without risk of hyperpigmentation-fact or fiction? Plast Reconstr Surg 122(5):1553–1563

[8] Fernandes D, Signorini M(2008)Combating photo-aging with percutaneous collagen induction. Clin Dermatol 26(2):192–199

[9] Meunier FA, Schiavo G, Molgo J(2002)Botulinum neurotoxins: from paralysis to recovery of functional neuromuscular transmission. J Physiol Paris 96(1–2):105–113

[10] Nayyar P, Kumar P, Nayyar PV, Singh A(2014)BOTOX: broadening the horizon of dentistry. Clin Diagn Res 8(12):ZE25–ZE29

[11] Hsiung GY, Das SK, Ranawaya R et al(2002)Long-term efficacy of botulinum toxin A in treatment of various movement disorders over a 10-year period. Mov Disord 17(6):1288–1293

[12] Benedetto AV(2006)Botulin toxin in clinical dermatology. Taylor & Francis

[13] Yutskov____a Y, Gubanova E, Khrustaleva I, Atamanov V et al(____)Incobotulinumtoxin A in aesthetics:Russian multidis____ary expert consensus recommendations. Clin, Cosmetic ____stigat Dermatol 8:297–306

[14] Carruther____ Glogau RG, Blitzer A, Facial Aesthetics Consensus Group F____(2008)Advances in facial rejuvenation:botulinum toxin type a, hyaluronic acid dermal fillers, and combination therapies–consensus recommendations. Plast Reconstr Surg 121(5 Suppl):5S–30S

[15] Beer K, Yohn M, Closter J(2005)A double-blinded, placebo-controlled study of Botox for the treatment of subjects with chin rhytids. J Drugs Dermatol 4(4):417–422

5

眼部皱纹美容方法：微针和肉毒毒素

段泽平　秦丹莹　译

Gabriella Fabbrocini and Sara Cacciapuoti

5.1 眼周区域解剖

　　熟练掌握眼周区域的解剖结构，是治疗眼周皱纹的基础。只有熟练掌握眼周的血供、神经分布、面部组成，才能为求美者提供最佳的治疗方案，取得理想的效果，同时还可有效控制并发症，避免发生副作用。首先，明确眼周解剖区域十分必要，眼眶其上壁包括额骨和蝶骨；下壁包括上颌骨、上颚和颧骨；内侧壁包括筛骨、泪骨和额骨；外侧壁包括颧骨和蝶骨。在表 5.1 中，我们列举了构成眼眶的骨性连接。最外层是眼部皮肤，这是人体皮肤最薄的部分（多为眼睑），这些部位仅含少量或无皮下脂肪。皮下是眼轮匝肌，分成睑板和眶部两部分。皱眉肌位于上睑部的眶部眼轮匝肌之下。眶部眼轮匝肌和皱眉肌的作用是降眉。眼轮匝肌是唯一能够维持下睑位于正常位置的肌肉。眼轮匝肌的深一层结构是眶隔，这是一层由眼周延伸到眼睑边缘的薄纤维结缔组织层。我们都知道肉毒毒素的作用靶点是肌肉，在表 5.2 中，我们总结了眼周肌肉的解剖结构和功能[1]。

表 5.1　眼眶的骨性构成

颅骨（眼眶部分）
额骨（眶部）
泪骨
筛骨（筛骨纸板）
颧骨（颧骨眶突）
腭骨（腭骨眶突）
蝶骨（大翼和小翼）

表 5.2　眼周肌肉的解剖及功能

额肌	无骨性附着点，其纤维来自头皮枕肌和腱膜，止于前额部皮肤和眉部皮肤	肌肉垂直运动，形成高于眉毛水平的皱纹
皱眉肌	附着于眶缘内侧并向外侧止于皮肤	产生垂直的皱纹，俗称"川字纹"
降眉间肌	通过筋膜附着在鼻骨上并止于眉和前额的皮下	产生鼻背横纹及眉间皱纹
眼轮匝肌眶部	最外层，呈椭圆形，包围眼周	控制眼睑开闭，降低内外侧眉毛
眼轮匝肌睑部	分睑板前和眶隔前两部分，以眶隔为分界线	控制睑部眼轮匝肌收缩，产生瞬目
眼轮匝肌泪部	位于内眦韧带和泪囊处	眼内侧收缩，牵拉眼球向后运动，挤压泪囊，促进泪液分泌

　　上面部的所有肌肉均参与眉毛位置的调控。因此，要想保持面部外观的和谐，达到预期理想的效果，在面部美观构思时必须考虑到这一因素。上面部所有肌肉均受面神经控制。眼周由颈外动脉发出

的颞浅动脉分支、颞浅动脉侧支的颧眶动脉以及颞动脉浅表终支的额动脉供血[2]。

掌握这些解剖基础对于分层操作至关重要，通过对皮肤、脂肪、肌肉、骨骼的正确预估，才能为每一位求美者制订个性化治疗方案。本章节将介绍两种眼周抗衰老的美容技术——肉毒毒素及微针。

5.2 肉毒毒素和眼部皱纹

A 型肉毒毒素因其确切的疗效和相对的安全性，在皮肤美容中的应用越发火热。A 型肉毒毒素是一种由肉毒梭菌产生的天然物质，是一种强效的毒素，毒素作用于骨骼肌运动终板，能够引起肌肉的暂时性瘫痪；同时也可作用于交感神经平滑肌和汗腺。许多医药公司已经研发出人造肉毒毒素，与天然毒素相比，人造产品在具有相同功效的同时，还兼顾了安全性。主流品牌包括：BOTOX®、Dysport®、Xeomin®、Vistable® 及 Neurobloc®。这些产品可用于治疗眼周皱纹、眉下垂、睑痉挛、半面痉挛及面瘫。在所有商品制剂中，A 型肉毒毒素应用于非手术美容治疗的短期药物安全性已经得到肯定。A 型肉毒毒素在美容治疗中的应用增长稳定，近期发表的研究也证实

了其应用的安全性[3]。

5.2.1 作用机制

18 世纪肉毒毒素被发现，早期这种神经毒素经历了一个较缓慢的发展过程，然后才最终发展到今天商品化的 BOTOX®。肌肉收缩过程是一种对刺激的反应过程，动作电位通过神经传递到肌肉受体。当静息电位去极化传递到神经肌肉接头的突触时，可刺激钙离子流进入神经末梢胞质，并动员乙酰胆碱进入突触。乙酰胆碱融合到神经末梢膜，随即通过突触与肌纤维的受体结合引起肌肉收缩。A 型肉毒毒素通过结合到神经肌接头末梢以抑制乙酰胆碱释放入突触。接下来 A 型肉毒毒素通过受体介导的内吞作用进入细胞，在神经末梢内产生包含毒素的囊泡运输。囊泡抑制位于细胞膜表面的乙酰胆碱蛋白，从而抑制肌肉收缩，最终引起可逆性的肌肉萎缩（图 5.1）。

我们需要深入理解其生理过程和药物作用原理，才能够灵活运用 A 型肉毒毒素调整表情肌的运动。只有合理应用 A 型肉毒毒素注射，才能确保其治疗效果和安全性。A 型肉毒毒素注射后平均 3~7 日开始起效，药效维持 2~6 个月（平均约 4 个月）。最佳疗效效果出现在注射后 7~10 日，在这段时间

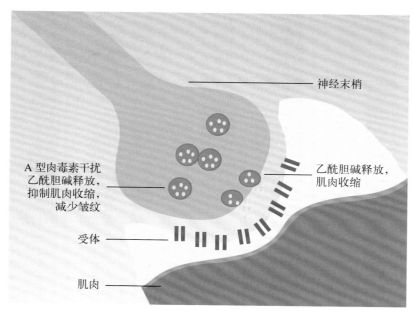

图 5.1 A 型肉毒毒素的作用机制

内注射区域的肌肉会完全麻痹，随后麻痹的肌肉将逐渐恢复活力。肉毒毒素注射可重复进行[4]。

5.2.2 技术与应用

当与其他疗法联用时，在行 A 型肉毒毒素注射前，求美者和医师应共同讨论预期的疗效，避免因沟通不畅造成的不良结果。眉间、额部、眼周皱纹等动态皱纹易产生的部位，是 A 型肉毒毒素注射的最佳部位，可减少动力性皱纹。静态皱纹和已形成的较深的褶皱不是 A 型肉毒毒素治疗的适应证。

在眼部区域周围，最佳的注射部位如下。

• 皱眉肌：矫正双侧眉毛之间及上方的纵向皱纹。在这些部位注射 A 型肉毒毒素疗效极佳。注射前应当要求求美者皱眉以确保医师可以触及降眉间肌和皱眉肌。从眶周上方 1 cm 处注射入皱眉肌。如果进针少于 1 cm，药物可能弥散至眉中部，引起眉下垂。这种现象持续时间短暂，无须进行治疗[5]。女性求美者用药剂量为 5×4 U（0.1 ml）。依据肌张力大小，大多数男性求美者用药剂量可达 5×6 U（0.15 ml）[6]。

• 眼轮匝肌：在此部位注射可纠正双侧的鱼尾纹。鱼尾纹通常由眼轮匝肌眶部外侧部分的收缩引起，也被视作动态皱纹。这些皱纹由外眦延伸而来，因覆盖于肌肉表面皮肤的折叠、褶皱而产生。这些皱纹垂直于眼轮匝肌的眶外侧部肌肉纤维。微笑和大笑可使鱼尾纹加深，笑肌和颧大肌、颧小肌

的收缩也促使这些鱼尾纹的形成。最终当求美者大笑、微笑时，笑肌和颧大肌、颧小肌的收缩，从而导致鱼尾纹的加深。从每一侧眼睛的外侧注射肉毒毒素可以有效放松形成鱼尾纹的眼轮匝肌部分。每一个部位的注射剂量为 4 U（0.1 ml），注射后疗效维持时间可长达 16 周[7]。选择眼部以下靠上的位置进行肉毒毒素注射，除减轻皱纹外，还可达到提眉的美容效果。

眼轮匝肌部位的注射应在肌肉中心以下 1~2 cm，并且应远离眶周（图 5.2）。

注射后可以轻度抬高眉尾，减少鱼尾纹（图 5.3）。

不推荐在眼轮匝肌的眼睑部位使用 A 型肉毒毒素，以避免眼睑闭合功能障碍的发生。

5.2.3 禁忌证和副作用

使用 A 型肉毒毒素应当避开妊娠期和哺乳期，存在神经肌接头功能失调（重症肌无力、兰伯特 –

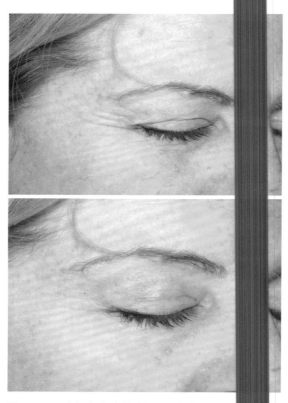

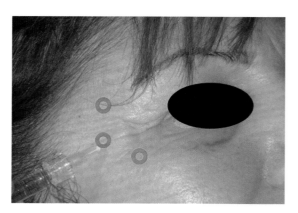

图 5.2　在眶外侧缘选择 3 个等距的注射点，注射位点距离眶缘 1 cm

图 5.3　A 型肉毒毒素注射 2 周后对比，上侧为治疗前，下侧为治疗后。可见眉部提升，鱼尾纹减轻

伊顿综合征、神经退行性病变（如肌萎缩侧索硬化等）等疾病者也应禁用。注射期间避免应用氨基糖苷类抗生素（庆大霉素、妥布霉素），因其可能对 A 型肉毒毒素治疗效果产生影响。理论上钙通道阻滞剂、环孢素、胆碱酯类抑制剂与 A 型肉毒毒素存在药物相互作用的可能。过于频繁地使用 A 型肉毒毒素（两次注射之间间隔小于 12 周）可能会产生抗体，这将对其疗效有所影响。详细的手术设计方案、术前评估对于前额、眼睑、面中部之间面部和谐美学的实现极为重要，同时也可规避和减少术后潜在的功能障碍及治疗效果欠佳的可能。术前，医师应了解求美者既往有无干眼症病史、有无面部创伤史、有无 BOTOX® 治疗史、有无激光辅助屈光角膜成型术病史以及有无面部手术史。术中、术后对并发症的控制主要在于降低术后睑下垂、兔眼、睑缘退缩、眼睑不对称的风险。应特别注意防止由局部出血引起的视觉损伤[8]。

5.3 微针和眼部皱纹

微针又称滚针疗法或者胶原诱导疗法。这一疗法有助于面部恢复年轻态，具有微创、非手术、非剥脱性等特性，这种疗法使用微针设备，在皮肤表面形成可控的皮肤损伤。微针能够治疗眼周、唇周、颊部、额部及低领口部的皱纹，也可用于手背、手臂等身体其他部位皱纹的治疗。

微针能够用来嫩肤：不同长度的针可用于不同厚度的皮肤，从而解决不同的皮肤问题。配有长针的滚针可用于口周深且顽固的皱纹的治疗，诸如此类的问题均需采用长针滚针进行治疗。一般的嫩肤治疗多采用短针头的滚针。为了改善皮肤老化导致的皱纹，推荐每年接受一次或两次微针治疗。

5.3.1 作用机制

微针可穿透表皮，但不会对表皮产生破坏。表皮被迅速刺穿又迅速地愈合。微针的作用是使细胞分离而非破坏细胞，因而对绝大多数细胞没有损伤。针头位于滚轮之上，随着滚轮的滚动，每根针以固定角度快速刺入皮肤。最终，针又以相反的角度被拔出，形成弯曲的针径。随着滚针滚动，针从刺入到拔出，刺入皮肤深度约 0.5 mm。表皮，尤其是角质层，除了微小的针孔以外仍可保持结构的完整，针孔的孔径约为 4 个细胞大小。微损伤可刺激机体的真皮乳头层产生新的胶原和弹性蛋白，用于填充这些微损伤[9]。此外，毛细血管也随之新生。治疗后新生的毛细血管和胶原将使瘢痕缩小，并使皮肤提升、提高紧致度和增加皮肤的含水量，从而达到嫩肤的效果。

5.3.2 技术与应用

自从 1995 年起，这项技术已经被应用于经皮诱导胶原形成，目的在于修复皮肤缺陷[10]。目前，微针已经作为一项治疗技术，应用于痤疮的治疗、外科手术或者烧伤引起的瘢痕或者妊娠纹、唇周和眼周皱纹以及光老化和色素过度沉着引起的如黄褐斑等病变，并取得了理想的治疗效果[11-14]。对于眼周区域的皱纹，推荐使用微针进行鱼尾纹、川字纹的治疗，均可获得较好的治疗效果。一般而言，经过 3~4 个疗程的治疗便获得满意的疗效。微针可以与其他微创疗法联合应用，如以下几种。

- 激光。
- 光动力疗法。
- 肉毒毒素注射。
- 水光针。
- 化学换肤术。

微针是通过可在皮肤上滚动的特殊装置来进行治疗的（一个携带有许多微针的滚筒）。微针设备种类繁多，包括 Dermaroller（GmbH）、Dermapen（Equipmed Pty Ltd，Australia）、Derma-Stamps（Dermaroller USA），以及包含多种周径和长度微针的径向盘，这些微针由如硅、玻璃、金属、高分子等多种类型材料制成，长度约为 3 mm（图 5.4）。

依据治疗区域和问题的严重程度的不同，微针疗法治疗时间从几分钟至 1 小时不等。治疗当天治

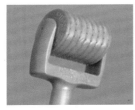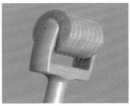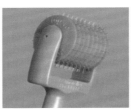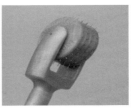

图 5.4　不同的微针型号

疗区域应避免清洗、化妆和使用其他局部应用的产品。使用微针设备可使皮肤呈现特殊的外观。用该设备在皮肤上滚动多次以取得最佳疗效（图 5.5）。随着每一根微针刺入皮肤，微针产生的通道或微小伤口将刺激皮肤细胞再生。应用局麻药物可减少治疗时产生的疼痛，可使治疗过程更舒适。

建议两次治疗间隔时间至少 6 周，在此期间皮肤可形成新的胶原。求美者对微针有较好的耐受性，但是治疗后仍可出现干燥、脱皮、充血、肿胀等并发症，这取决于穿刺的深度，上述症状可持续数日甚至更长时间。推荐治疗后数周采取防晒措施。微针治疗后伤口快速闭合，术后感染十分少见。医师可根据实际需要，推荐求美者使用润肤霜或者抗生素药膏。嫩肤效果可在治疗后 2 周出现，持续 6~8 个月。治疗次数取决于美者的皮肤状况。中等程度的痤疮瘢痕可能需要进行 3~4 次治疗（图 5.6）。

5.3.3 禁忌证和副作用

下述临床症状为治疗的绝对禁忌证。

- 最近 3 个月内使用维 A 酸治疗。
- 存在开放性伤口、切口、皮肤撕脱伤。
- 最近 1 年有过放射治疗。
- 治疗部位存在单纯疱疹或其他感染，或有慢性皮肤病。
- 治疗区域皮肤麻痹或感应丧失。
- 妊娠期或哺乳期。
- 瘢痕疙瘩、增生性瘢痕、伤口愈合不良史。

关注所有术前和术后的注意事项和禁忌证的情况，可降低使用这种治疗方式的不良反应发生的风险。通常而言，副作用包括少量的蜕皮和皮肤干

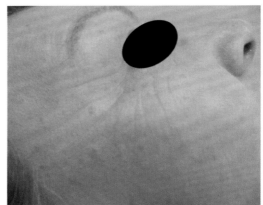

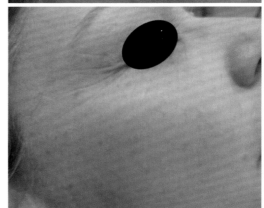

图 5.6　52 岁求美者接受 4 次微针治疗后，眼周皱纹改善情况。上方为治疗前，下方为第 4 次治疗后

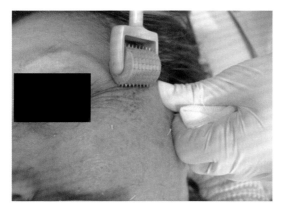

图 5.5　微针治疗眼周皱纹。沿多个方向滚动治疗，操作时保持压力恒定

燥。出现红斑、丘疹和色素过度沉着的可能较小，通常可在几个月后自行恢复。最常见的不良反应是水肿和红斑，恢复一般需要 24 小时，最多数日。大多数求美者在次日就可返回工作岗位。治疗水平根据针的长度有所不同，恢复时间也不尽相同。

好的美容疗效。专业的微针治疗是最安全的局部疗法。与化学剥脱、皮肤磨削手术和激光治疗不同，微针对于眼周纤薄皮肤的损伤最小。肉毒毒素因其特性，被认为是治疗眼周动态皱纹最佳的选择。此外，即使发生并发症，如治疗后面容不符合美学标准或存在其他潜在风险，也都是暂时性的，治疗部位最终都可恢复至治疗前的状态。基于上述原因，肉毒毒素和微针在治疗眼周皱纹方面的疗效是确切的，因此推荐临床治疗使用。

总结

肉毒毒素和微针治疗对于改善眼周皱纹具有良

参·考·文·献

[1] Shams P, Ortiz-Pérez S, Joshi N(2013)Clinical anatomy of the periocular region. Facial Plast Surg 29(4):255–263

[2] Love LP, Prior EH(2010)Periocular anatomy and aging. Facial Plast Surg Clin North Am 18(3):411–417

[3] Cavallini M, Cirillo P, Fundarò SP et al(2014)Safety of botulinum toxin A in aesthetic treatments:a systematic review of clinical studies. Dermatol Surg 40(5):525–536

[4] Klein A W(1998)Dilution and storage of botulinum toxin. Dermatol Surg 24:1179–1180

[5] Carruthers A, Carruthers J(2007)Eyebrow height after botulinum toxin type A to the glabella. Dermatol Surg 3:S26–S31

[6] Carruthers A, Carruthers J(2005)Prospective, double-blind, randomized, parallel group, dose-ranging study of botulinum toxin type A in men with glabellar rhytids. Dermatol Surg 31:1297–1303

[7] Lowe N, Ascher B, Heckmann M et al(2005)Double-blind, randomized, placebo-controlled, dose-response study of the safety and efficacy of botulinum toxin type A in subjects with crow's feet. Dermatol Surg 31:257–262

[8] Pena M, Alam M, Yoo SS(2009)Complications in fillers and Botox. Oral Maxillofac Surg Clin North Am 21(1):13–21

[9] McAllister DV, Wang PM, Davis SP et al(2003)Microfabricated needles for transdermal delivery of macromolecules and nanoparticles:fabrication methods and transport studies. Proc Natl Acad Sci U S A 100(2):13755–13760

[10] Orentreich DS, Orentreich N(1995)Subcutaneous incisionless (subcision)surgery for the correction of depressed scars and wrinkles. Dermatol Surg 21(6):543–549

[11] Fabbrocini G, Fardella N, Monfrecola A et al(2009)Acne scarring treatment using skin needling. Clin Exp Dermatol 34(8):874–879

[12] Fabbrocini G, De Padova MP, De Vita V et al(2009)Trattamento de ruga periorbitais por terapia de inducao de colageno. Surg Cosmetic Dermatol 1(3):106–111

[13] Fabbrocini G, De Vita V, Fardella N et al(2011)Skin needling to enhance depigmenting serum penetration in the treatment of melasma. Plast Surg Int 2011:158241

[14] Fernandes D(2005)Minimally invasive percutaneous collagen induction. Oral Maxillofac Surg Clin North Am 17(1):51–63

6
唇周及眼周化学换肤术

秦丹莹 李 靖 译

Aurora Tedeschi

6.1 简介

化学换肤术（又称化学剥脱术）通常被用于嫩肤及其他皮肤疾病的治疗。在其治疗过程中会在求美者的皮肤上使用一种或多种化学性去角质成分，以去除老化的表皮细胞，同时可促进真皮细胞再生。化学换肤术可改善肤质及皮肤光泽度，并能够减少皱纹的数量，还可减轻色素沉着（如黄褐斑、雀斑），以及预防、治疗皮肤炎性病变（如痤疮、酒糟鼻）[1, 2]。

多种化合物可作为换肤液应用于化学换肤术，各种换肤液具有不同的治疗效果，可对不同深度、层次的皮肤起到相应的作用。本文着重介绍应用化学换肤术治疗改善眼周及口周皮肤的衰老、光老化及黄褐斑。

6.2 历史

换肤术是世界上最为古老的美容方法，文献记载最早见于古埃及时期，罗马、印度和土耳其妇女会通过这种方法来使皮肤变得光滑。19世纪后期，人们发现苯酚具有使皮肤变白、变亮的效果，化学换肤术这一概念才有了科学的定义。在此后较短的时间内，其他换肤液 [如水杨酸、间苯二酚、三氯乙酸（TCA）] 也陆续被发现。虽然自19世纪中期开始，换肤术就得以在医疗领域中应用，但是其真正流行起来是在20世纪70年代。

6.3 分类

在对唇周和眼周区域实施换肤术之前，本文将根据化学换肤液对皮肤渗透深度的不同，对其进行分类介绍。

极浅层化学换肤液：30%~50% 羟基乙酸、Jessner 溶液应用 1~3 层、30% 水杨酸应用 1 层、短暂使用 20% 间苯二酚（5~10 分钟）、10% 三氯乙酸应用 1 层，上述换肤液仅作用于角质层，该层之下的皮肤不会发生变化。

浅层化学换肤液：当需对部分或全部表皮层进行治疗时，可以使用 50%~70% 乙醇酸 3~10 分钟；25% 水杨酸应用 4~10 层、40% 丙酮酸应用 4~5 层、Jessner 溶液应用 4~10 层，使用 40% 间苯二酚 30~60 分钟；最后应用 20% 三氯乙酸。

中层化学换肤液：35% 三氯乙酸，50%~60% 水杨酸应用多层，加强型三氯乙酸（70% 水杨酸 +35% 三氯乙酸、Jessner 溶液 +35% 三氯乙酸、水杨酸 +35% 三氯乙酸），以上化学换肤液会对表皮层和真皮乳头层产生作用。

深层化学换肤液：50% 三氯乙酸、苯酚，上述化学换肤液会对表皮层、真皮乳头层及真皮网状层产生作用。

在仅对角质层或表皮层进行换肤时，可使用极浅层和浅层化学换肤液，求美者耐受程度较高，且副作用极小。

在进行中层化学换肤时，换肤液作用层次包含表皮层及真皮乳头层，该方法会导致皮肤蛋白质发生变性，其临床特征表现为皮肤漂白（结霜）。在此过程中可观察到结缔组织的组织学改变，同时伴随着胶原蛋白和弹性纤维的沉积。这种治疗方式在治疗结束后需要采取相应的措施来处理并发症及副作用。

深层换肤术会导致包括真皮网状层等皮肤组织在内的损伤。深层化学换肤液可能会导致皮肤出现一个快速和剧烈的结霜过程，出现胶原蛋白及糖胺聚糖沉积，同时可见皮肤再生。这种类型的换肤术存在发生严重并发症的可能，因此需要特别注意。

选择最合适的换肤液并熟知其对皮肤的作用深度是至关重要的。

人口唇周围以及眼周区域皮肤非常敏感，因此在对上述两个区域进行换肤时，一般推荐使用相对温和的换肤液。本章节对适用于这些区域的化学换肤液进行了简要总结。

6.4 术前评估

计划接受化学换肤术之前，求美者需接受一系列的术前评估。首先，需全面了解求美者的基本情况，包括年龄、性别、皮肤类型、皮肤老化和光老化严重程度。另外还必须考虑治疗过程中可能会出现的任何不适，术前还需对其他皮肤科疾病做出判断分析。此外，还要了解患者有无瘢痕疙瘩病史、感染过单纯疱疹病毒（HSV）、在治疗前是否口服过维A酸、是否受到过辐射或是否接受过激光皮肤治疗术，仔细评估感光性药物的使用以避免瘢痕增生及减缓再上皮化[1,5]。

另外，还需对求美者的肤质及皮肤光型进行详细的检查。油性肌肤角质层较厚，抗剥脱能力较强，相对于其他类型的肌肤，在换肤时需进行更深层次的治疗。Fitzpatrick分型中，皮肤光型属Ⅳ~Ⅵ者一般不建议行深层换肤术治疗，因为这类肌肤在治疗后出现严重的色素沉着的风险较高。对于其他皮肤疾病，如特异性皮炎、脂溢性皮炎、

牛皮癣、接触性皮炎或酒糟鼻，在接受化学换肤术期间，其症状存在恶化的可能性。对有HSV感染史的求美者，从计划换肤前直至完全再上皮化期间，应给予抗病毒药物干预治疗，尤其是在进行中层换肤或深层换肤治疗中，抗病毒药物的使用更是必需的[5]。有重症病史、存在心理障碍或免疫功能低下、有过敏症状的求美者，不宜接受换肤治疗。

通常在接受换肤术前2周，局部应用化学药物（维A酸、乙醇酸、丙酮酸和水杨醌）对求美者皮肤进行药物刺激，以提高皮肤对治疗的敏感度。皮肤在受到药物刺激后，更易被换肤液渗透，因此减少了再上皮化的时间，同时降低了色素沉着的风险。在对口唇周围以及眼周区域进行治疗时，则应避免药物刺激，以防上述区域出现敏感等不适症状。

最后，在进行换肤术之前还要考虑可能会发生的并发症，应熟悉并发症发生的概率和剥脱深度之间的直接关系（越深层次的换肤，越易导致并发症的出现）。进行换肤后最常见的是色素变化（色素沉着和色素脱失）[5-7]。特别是对光型Ⅳ~Ⅴ皮肤进行中度剥脱时，出现色素变化的风险会更高。治疗后过早接受阳光照射以及口服避孕药，可能会提高风险率。瘢痕（萎缩性或增生性瘢痕）是深度剥脱的并发症。瘢痕通常会出现在求美者下面部（口唇周围），这可能是由于口周肌肉在说话、进食时受到牵拉，导致瘢痕形成[5,8,9]。在接受苯酚剥脱后的3~6个月，部分求美者还出现了下睑外翻的并发症[5,9]。

在对HSV反复发作的求美者进行中深层换肤时，常见并发症是单纯疱疹病毒引起的相关症状。在进行中深层换肤时，必须做好对单纯疱疹病毒的预防工作[5]。细菌感染虽不多见，但仍有发生，其中假单胞菌感染最为常见。其他可能出现的病原体包括葡萄球菌、链球菌和念珠菌[5]。进行换肤后皮肤红斑可持续3周左右，这种持续性红斑属于正常生理表现[3]。当红斑超过3周并伴有瘙痒症状时，则有形成瘢痕的可能性；当皮肤出现明显增厚，特

别是形成瘢痕时，需短期外用强效皮质类固醇进行干涉治疗。脉冲激光及硅酮凝胶也可用于瘢痕预防和治疗[1, 3]。

求美者行化学换肤术后 8~16 周可出现粟丘疹，这可能是由治疗后的毛孔闭塞造成的。

极少数求美者在再上皮化阶段或之后会出现痤疮样皮疹，这是因为换肤刺激皮肤，使原有痤疮症状加重；或使用了可使毛孔阻塞的产品[1]。全身使用抗生素可缓解症状。

过敏反应相对较少，最常见的是使用间苯二酚。过敏反应可能被误诊，因为其与正常的剥脱后反应的临床表现（红斑、瘙痒、水肿）相似。抗组胺药与类固醇联合可用于治疗这些并发症。

心肌毒性是一种潜在的严重并发症，在使用苯酚作为换肤液进行化学换肤术时可能发生。相关研究证实苯酚除具有肝毒性和肾毒性外[9]，还具有心肌毒性，可引起心动过速（心律失常）、室性期前收缩（室早）、心房和心室性心动过速及室早二联律[7, 10]。因此，在使用苯酚作为换肤液进行化学换肤术的过程中，需由专业医师配合并对求美者情况进行密切观察[7]。

6.4.1 乙醇酸（羟基乙酸）

α-羟基酸（AHA）是一类羟基连接在碳原子 α 位的羧酸。α-羟基酸（AHA）可增加表皮层厚度和真皮层糖胺聚糖含量，可用于治疗光老化、痤疮、色素沉积和过度角化等皮肤问题[11]。乙醇酸是最为常用的 α-羟基酸（AHA），其低浓度可用于面霜中；在浓度达 70% 时，可作为化学换肤液使用。由于其分子量较小并具有极高的皮肤渗透性，因此被认为是一种相对安全、有效和耐受性好的换肤液。有报道称，使用较高浓度的乙醇酸（70%）或长时间使用会对皮肤造成伤害，这一伤害类似于 40% 三氯乙酸对皮肤造成的损伤，但是其在用于浅层剥脱时的并发症还是较少的[8]。在使用乙醇酸进行剥脱后，必须采用碱性溶液（一般为 8%~15% 碳酸氢钠）对皮肤进行中和，以避免其渗

透进深层皮肤。乙醇酸可用于口周和眼周的皮肤的化学剥脱，在出现红斑时，应避免进行深层渗透或使用时间过长，并使用碳酸氢钠溶液进行中和处理。应特别注意：对鼻腔、口唇、外侧口角处易受到损伤的部位，可用软膏进行保护。

除此以外，在 5~7 日的愈合过程中必须使用保湿剂、润肤剂、防晒霜对皮肤进行保护，此外无须进行其他特殊的药物治疗。治疗后的 2~3 日内应避免使用含有 α-羟基酸（AHA）的乳霜[1, 5]。

6.4.2 苯基乙醇酸（扁桃酸）

苯基乙醇酸（扁桃酸）是一种杏仁提取物，分子量相对较大，这使其在皮肤上的渗透速度较慢，30%~50% 苯基乙醇酸（扁桃酸）对敏感肌肤进行治疗时可取得理想的效果。这种换肤液并非口周及眼周专用，但其可在不做其他预防措施的情况下直接用于上述区域的换肤[5]。

6.4.3 维 A 酸

维 A 酸溶液是 1%~5% 的维 A 酸溶于丙二醇中的溶液。用纱布或刷子在求美者皮肤上敷上一层或多层维 A 酸换肤液，4~8 小时后用水将其除去[6, 12, 13]。在对口周的黄褐斑进行换肤时，应特别注意其潜在的刺激性。由于其具有致畸性，所以整个妊娠阶段均禁止使用。

6.4.4 邻苯酚甲酸（水杨酸）

水杨酸是一种有机羧酸，在 β 位碳上有一个羟基[6, 14]。其所具有的脂溶性结构使其极易渗透入皮脂腺细胞和角质层，并会很快引起表皮上层的破坏和剥脱[5]。它主要用于浅层换肤和中度痤疮瘢痕的治疗，适用于明显的皮肤的剥脱，也适用于炎性痤疮、酒糟鼻、黑斑病及光老化等皮肤疾病（图 6.1 和图 6.2）[14]。水杨酸也不是口周及眼周专用的换肤液，应在采取充足保护措施的前提下用于上述区域的治疗。对水杨酸过敏的求美者应禁用[5]。

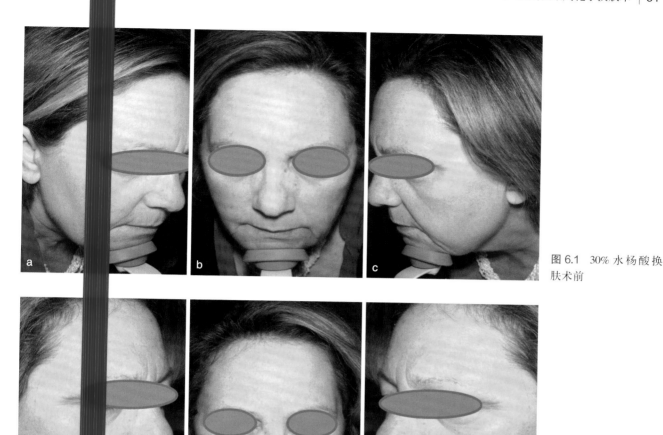

图 6.1 30% 水杨酸换肤术前

图 6.2 30% 水杨酸换肤术后 5 日

6.4.5 黄色换肤液

黄色换肤液（YP）是一种包含维 A 酸、植酸、曲酸和壬二酸的混合试剂，上述成分可在不同程度上阻断黑色素的合成。在其配方中还含有维生素 C、没药醇、水杨酸。因皮肤使用该混合剂后可产生特有的黄色而得名。YP 可用于浅层和中层的换肤。需强调的是其在诱导表皮再生的同时具有潜在的导致肤色加深的风险。YP 主要用于黄褐斑及色素沉着的治疗[15]。用于口周和眼周时，需对其进行轻柔的按摩且使用时长不应超过 15~30 分钟。

6.4.6 间苯二酚换肤液

间苯二酚或间羟基苯是一种在结构和化学性质上与苯酚相类似的化合物，是一种还原剂，作为换肤液使用时浓度应在 10%~50%[1]。这种换肤液能破坏角蛋白键并诱导表皮再生和皮肤成纤维细胞增殖。间苯二酚在皮肤上的停留时间通常为 25~60 分钟，总结多位专家的治疗建议，停留时间可每周增加 5 分钟[5, 7, 16]。治疗后 7~10 日中相应部位的皮肤会剥脱。剥脱后可使用抗生素及皮质类固醇霜剂，并配合使用防晒霜，可预防并发症（色素变化以及过敏反应）的发生。间苯二酚换肤液的主要适应证为粉刺，也可用于色素性病变、黄褐斑、浅表瘢痕的治疗[5]。其可被用于口周区域黄褐斑的相关治疗。

6.4.7 Jessner 溶液

Jessner 溶液（JS）是一种含有水杨酸（14 g）、

间苯二酚（14 g）、乳酸（浓度为 85%，14 g）和乙醇（浓度为 95%，100 ml）的混合型溶液，可单独用于皮肤表面换肤术或与其他药物联合应用，进行中层和深层的换肤 [5, 7, 17]。它对粉刺、炎性痤疮和色素沉着的治疗效果，取决于其角质分解能力和抗感染活性 [8, 17]。JS 会引起角化细胞分散，并使细胞内和细胞间发生水肿。JS 在使用时通常需要用 2~3 层湿润纱布或海绵进行覆盖。该溶液的应用通常伴有轻微红斑和强烈的烧灼感，随后出现一种轻微的霜状物，表现为皮肤表面泛白。皮肤脱落通常发生在治疗后的几日，可能会多达 8~10 日 [5]。JS 可以被用于口周区域黄褐斑的相关治疗。

6.4.8 三氯乙酸

在进行中层或深层的换肤治疗时，三氯乙酸是治疗口周及眼周光老化的理想换肤液。进行浅层和中深层换肤时，通常使用的浓度范围分别为 10%~20% 到 35%~50% [5, 8]。不建议使用浓度高于 35% 的三氯乙酸溶液，因其存在形成瘢痕的风险。如在使用三氯乙酸治疗时产生不适感，可用棉签、刷子或小纱布进行皮肤清理。剥脱深度可通过红斑和结霜程度进行控制。例如，在皮肤上出现极小的红斑表示剥脱层次比较浅，涉及大部分角质层。轻度红斑及轻微的结霜对应浅层剥脱，治疗后皮肤脱落持续

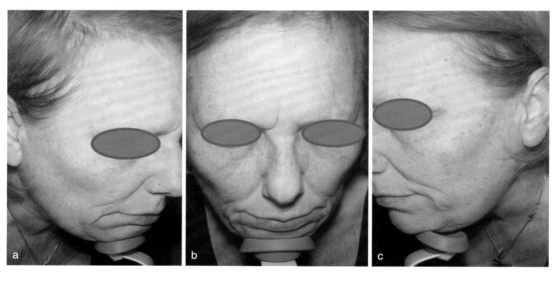

图 6.3　25% TCA 换肤术前

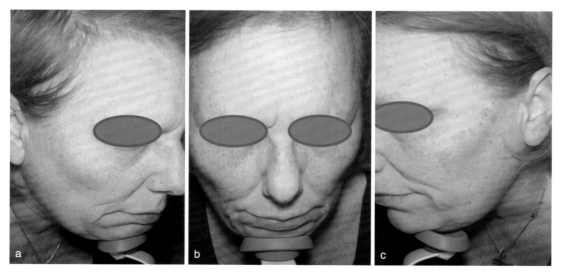

图 6.4　25% TCA 换肤术后 5 日

2~4 日。出现红斑的同时出现白霜，则表示中深层剥脱，固态白霜则代表深度剥脱，即深度已达真皮乳头层[5, 7]。当多层敷料共同使用时，剥脱层次更深。在这种情况下，最好适度降低三氯乙酸的浓度。强烈的灼烧感是使用三氯乙酸的典型症状，治疗结束后可用冷水冰敷。然后，可以使用含有 1% 氢化可的松的乳霜或软膏舒缓皮肤。其后的 4~5 个月内要避免阳光照射。需告知求美者治疗后有出现肤色变暗及肿胀的可能性。通常在使用该换肤液治疗后的 3~4 日，皮肤开始出现脱落。在此期间禁止人为撕去脱落皮肤，以免发生色素沉着。如脱皮后红斑出现在 2~3 周，建议使用皮质类固醇或氧化锌药膏辅助治疗（图 6.3 和图 6.4）。

三氯乙酸可改变表皮厚度，使表皮和真皮的蛋白质变性、凝固坏死，以使表皮再生，促进成纤维细胞和 I 型胶原和 III 型胶原的增加，修复弹性成分[7]。三氯乙酸具有导致肤色变黑和瘢痕形成的风险，因此对于 V~VI 皮肤光型的皮肤病求美者应避免使用[18]。

最近有报道介绍了一种三氯乙酸的创新配方：3.75% 三氯乙酸混合 15% 乳酸，可专门用于对口唇周围及眼周区域的换肤。该配方可较好地改善眶周色素沉着，且并发症发生率低[19]。

总结

从解剖构造来看，口周及眼周皮肤薄而敏感，因此在对上述两个区域进行化学换肤时，应使用相对柔和刺激性小的换肤液。

参·考·文·献

[1] Tedeschi A, Massimino D, Fabbrocini G, Micali G(2012) Chemical peelings. In:Scuderi N, Toth BA(eds)Plastic surgery. Springer, Berlin Heildeberg

[2] Tosti A, De Padova MP, Verzì AE, Tedeschi A(2013)Chemical peelings. In:Schwartz RA, Micali G(eds)Acne. Macmillan, Medical Communications, Gurgaon

[3] Brody HJ, Monheit GD, Resnik SS, Alt TH(2000)A history of chemical peeling. Dermatol Surg 26:405–409

[4] Berardesca E, Cameli N, Primavera G, Carrera M(2006)Clinical and instrumental evaluation of skin improvement after treatment with a new 50% pyruvic acid peel. Dermatol Surg 32:526–531

[5] Tedeschi A, Massimino D, Fabbrocini G, West L, De Padova MP, Micali G(2003)Chemical peelings. In:Scuderi N, Toth BA(eds)International textbook of aesthetic surgery. Verduci Editore, Roma, in press

[6] Landau M(2008)Chemical peels. Clin Dermatol 26:200–208

[7] Ghersetich I, Brazzini B, Lotti T, De Padova MP, Tosti A(2006) Resorcinol. In:Tosti A, Grimes PE, De Padova MP(eds)Color atlas of chemical peels. Springer, Berlin Heidelberg, pp 41–47

[8] Clark E, Scerri L(2008)Superficial and medium-depth chemical peels. Clin Dermatol 26:209–218

[9] Tedeschi A, Massimino D, West L, Micali G (2012)Management of the patient. In:Tosti A, Grimes PE, De Padova MP(eds)Atlas of chemical peels. Springer, Berlin Heidelberg

[10] Park JH, Choi YD, Kim SW, Kim YC, Park SW (2007) Effectiveness of modified phenol peel(Exoderm)on facial wrinkles, acne scars and other skin problems of Asian patients. J Dermatol 34:17–24

[11] Fabbrocini G, De Padova MP, Tosti A(2006)Glycolic acid. In:Tosti A, Grimes PE, De Padova MP(eds)Color atlas of chemical peels. Springer, Berlin Heidelberg, pp 13–21

[12] Cucé LC, Bertino MC, Scattone L, Birkenhauer MC(2001) Tretinoin peeling. Dermatol Surg 27:12–14

[13] Khunger N, Task Force IADVL (2008) Standard guidelines of care for chemical peels. Indian J Dermatol Venereol Leprol 74:5–12

[14] Grimes PE(2006)Salicylic acid. In:Tosti A, Grimes PE, De Padova MP(eds)Color atlas of chemical peels. Springer, Berlin Heidelberg, pp 49–57

[15] Gupta AK, Gover MD, Nouri K, Taylor S(2006)The treatment of melasma:a review of clinical trials. J Am Acad Dermatol 55:1048–1065

[16] Ghersetich I, Teofoli P, Gantcheva M, Ribuffo M, Puddu P(1997)Chemical peeling:how, when, why? J Eur Acad Dermatol Venereol 8:1–11

[17] Grimes PE(2006)Jessner's solution. In:Tosti A, Grimes PE, De Padova MP(eds)Color atlas of chemical peels. Springer, Berlin Heidelberg, pp 23–29

[18] Camacho FM(2005)Medium-depth and deep chemical peels. J Cosmet Dermatol 4:117–128

[19] Vavouli C, Katsambas A, Gregoriou S, Teodor A, Salavastru C, Alexandru A, Kontochristopoulos G(2013)Chemical peeling with trichloroacetic acid and lactic acid for infraorbital dark circles. J Cosmet Dermatol 12(3):204–209

7
射频治疗

秦丹莹 译

Patrizia Forgione

7.1 简介

在医学领域的应用中，射频治疗（RF）主要是利用了无线电波在射频过程中可以产生热量这一特性。

射频技术应用于外科手术及非手术美容领域已有 70 多年的历史。30~30MHz 的无线电波频率产生的热量可以作用于皮肤的不同层次，因此可用于改善皮肤松弛和脂肪堆积造成的橘皮现象。

射频技术用于治疗，是根据电力理论中的基本概念，即如果核定数量的电流遇到电阻（直流电流）和（或）阻抗（交流电流），则可直接产生热量，且产生的热量与电流、电阻和（或）阻抗成正比。

当射频技术用于破坏组织时，被称为射频消融术。如治疗过程中无需对组织破坏时，则称为非消融射频术。

7.2 射频消融术

在使用射频消融技术进行治疗时，最常用的做法是使用可控的无线电刀切除病变的皮肤组织。

射频消融术通过热烧灼作用，用于治疗肿瘤以及肿瘤的肝脏、胰腺、骨及肺部转移。该技术也可用于治疗疼痛和心律失常，同样取得了理想的效果。

7.3 非消融射频术

非消融射频术在美容领域应用广泛，特别是在改善皮肤松弛状况方面得到广泛应用。

2001 年 11 月，射频技术作为解决皮肤问题的首选方案，获得了美国食品药品监督管理局（FDA）的批准 [1]。

射频治疗所能到达的美容效果，是通过以下机制来完成的：通过热效应破坏胶原蛋白及弹性纤维的分子键，从而改变胶原蛋白及弹性纤维的生物活性；在接下来的几周内，损伤后的皮肤中胶原蛋白和弹性纤维合成活跃，皮肤结构得以重建，皮肤弹性得以恢复。

7.4 非消融射频设备

单极射频仪器通过手柄治疗探头，将机器产生的能量集中于要处理的皮肤的一个点；除此以外还有一个金属板，同样连接至主机，该金属板放置于治疗区域外的躯体部分。

截至目前，常用于非消融射频的仪器有单极和双极两种类型。与此同时，三极和四极的射频设备也开始在射频治疗中有所应用 [2, 3]。

单极射频仪器需要将金属板放置在治疗探头待处理区域附近（图 7.1）。

双极射频仪器不需要使用金属板，因其发生器

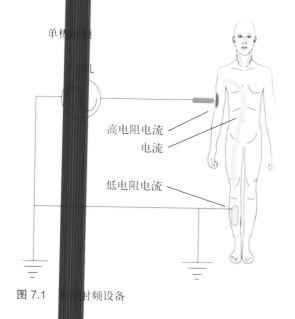

图 7.1　单极射频设备

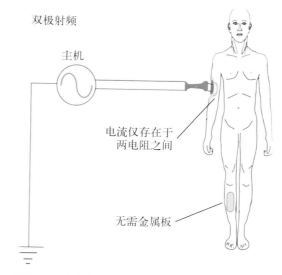

图 7.2　双极射频设备

脉冲治疗探头本身即包含正负两极（图 7.2）。

原蛋白密度增加，同时皮脂腺腺体的体积减小。

7.5 射频技术对皮肤的作用

射频电流遇到的阻抗与待治疗组织的电阻有关，如真皮厚度、脂肪量、腺体组织的厚度和结构。

待处理组织的电阻越高，产生的热量越大，热效应也越大。

由于皮肤自身的阻抗，射频电磁波穿透的深度越深，其产生的热量就越大。射频电波从皮肤表面到达真皮产生的温度可达 30~35℃，到达 9 mm 深度时温度为 60~65℃。

温度的升高会引起血管内血流量增加，因此可以加速脂肪组织的代谢。除此之外，温度上升可使胶原纤维收缩，由此引起治疗后数周内出现渐进性的胶原再生效应。

射频电流可产生热量，通过一系列的中间步骤刺激新的胶原蛋白产生。射频热产生调节热休克蛋白，进而刺激 T 淋巴细胞和单核细胞产生细胞因子和成纤维细胞生长因子 1，进一步刺激成纤维细胞产生新的胶原蛋白。

在接受治疗 4 个月以后，组织学研究显示，胶

7.6 适应证

大量的研究证实，射频技术不会干扰黑色素的形成，可适用于所有皮肤光型。

射频技术的主要适应证是面部及身体皮肤松弛，而最近也有将射频技术用于改善脂肪堆积引起的橘皮现象和妊娠纹 [4, 5] 的报道。

除此以外，近期很多研究表明射频技术可用于治疗多汗症。

射频技术应用的禁忌证是妊娠、心律失常、植入心脏起搏器、癫痫、使用抗凝药物、皮肤感染。

7.7 射频治疗后护理及并发症

根据待治疗区域皮肤状况的复杂程度，制订治疗方案时可根据不同情况设定射频参数。每次治疗时间持续 15~35 分钟或 45 分钟。

射频治疗时需配合使用相应的凝胶，或使用添加透明质酸或其他活性成分的凝胶，以达到增强抗衰老功效的目的（图 7.3）。

接受射频治疗时，其产生的热量可能让人产生

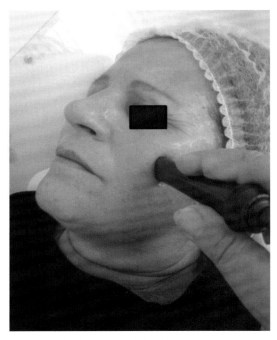

图 7.3 射频治疗头（非点阵射频）

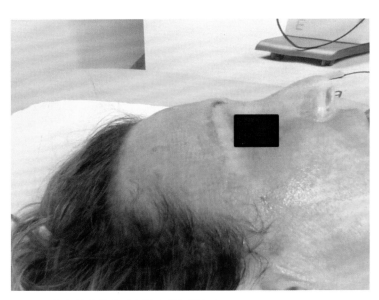

图 7.4 射频治疗结束后皮肤出现轻微红斑

不适感，这取决于热度的强弱、治疗的区域及求美者本人的敏感程度等因素。

治疗结束后部分求美者可出现轻微的红斑（35%），一般可在2~3小时后消失，不影响正常工作与生活（图7.4）。

需注意的是，目前可使用皮肤冷却技术（部分仪器自带冷却模式，治疗时可同步操作），这项技术的应用可限制热量向表皮的扩散，从而降低了皮肤被烧伤的风险。

医师建议求美者在治疗结束后使用具有舒缓功效的面膜，同时配合使用防晒系数较高的防晒霜和修复霜。

仅极少数情况下可见治疗区域出现小水疱，这些水疱一般在4~5日内即可吸收消失。可配合使用透明质酸霜剂来加速水疱的吸收。特别需要注意的是，接受治疗后的2周内一定要避免日晒，外出时必须使用高倍数的防晒霜。

7.8 高阶操作：点阵射频

点阵射频与点阵激光类似。在可调节范围内，在两个电极之间可产生短的、强烈的电脉冲，可以在皮肤上产生热量，形成作用点，达到治疗效果[6, 7]。

在医疗美容领域，双极点阵射频是一种无创性的治疗手段，也是最重要的创新[8]。

点阵射频应用于皮肤时主要注意以下两点：①对皮肤表皮进行治疗时深度 < 1 mm。②可在皮肤上形成一系列微孔，愈合后皮肤更加紧致。

通过改变脉冲的频率，可以改变治疗时在皮肤上形成的微孔间的距离；通过调节治疗头产生和释放的热量，可以控制微孔的深度和大小。

7.9 射频治疗探头的特点及对皮肤的影响

用于点阵射频的治疗探头有很多种类型，其微针数目从5个到225个，治疗时这些微针可在皮肤上形成小孔，从而刺激皮肤再生。

这些微针配有减震装置，医师操作时治疗头压力恒定（图7.5），由此可以贴合于身体各个部位的轮廓。

点阵射频治疗深度可包括表皮和真皮厚度。治

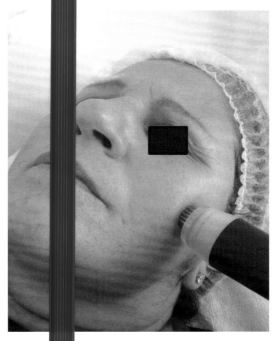

图 7.5　　射频治疗头

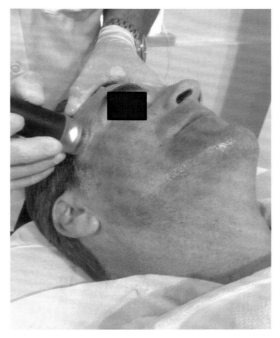

图 7.6　　点阵射频治疗后皮肤出现轻微红斑

疗后皮肤再□的方式与生理状态下皮肤生长方式无异，因此治□□结束后可马上回归正常社交生活。

点阵射□□治疗的适应证是身体及面部的皮肤松弛、痤疮瘢□□各种程度的皱纹、妊娠纹[10]。

7.10 治□方案

治疗头□一个治疗区域一般只做一次治疗。

治疗数□种后治疗区域会出现轻微的红斑，这些红斑一般□在数小时内消失（图 7.6）。

治疗后□议使用舒缓功效的面膜，配合使用具有修复功能□霜剂，同时需使用高倍数的防晒霜。

射频治□□建议进行 3~4 次，每 2 次治疗间隔

2 周。

第一个疗程完成后，建议求美者每月接受后续的维护治疗。

治疗后 4 个月即可看到疗效。

建议每年接受 2 个疗程的治疗。

7.11 并发症及处理

治疗后可能出现小的灼伤点，一般可在 5~7 日内痊愈，这是射频治疗的并发症之一。使用含有透明质酸成分的乳霜可促进其愈合。

除此以外，治疗后的 1 个月应避免日照并使用高倍数的防晒霜。

参·考·文·献

[1] Beasley □□ Weiss RA(2014)Radiofrequency in cosmetic dermatol□□ Dermatol Clin 32(1):79–90

[2] Sadick N□ □assar AH, Dorizas AS, Alexiades-Armenakas M(2014)□□lar and multipolar radiofrequency. Dermatol Surg 40(Supp□□ S174–S179

[3] Weiss R□ □eiss MA, Munavalli G, Beasley KL(2006) Monopo□□ radiofrequency facial tightening:a retrospective analysis □□ efficacy and safety in over 600 treatments. J Drugs

Dermatol 5(8):707–712

[4] Kassim AT, Goldberg DJ(2013)Assessment of the safety and efficacy of a bipolar multi-frequency radiofrequency device in the treatment of skin laxity. J Cosmet Laser Ther 15(2):114–117

[5] Wollina U(2011)Treatment of facial skin laxity by a new monopolar radiofrequency device. J Cutan Aesthet Surg 4(1):7–11

[6] Krueger N, Sadick NS(2013)New generation radiofrequency

technology. Cutis 91(1):39–46

[7] Alexiades AM, Rosenberg D, Renton B, Dovr J, Arndt K(2010) Blinded, randomized, quantitative grading comparison of minimally invasive fractional radiofrequency and surgical face lift to treat skin laxity. Arch Dermatol 146(4):396–405

[8] Hruza G, Taub AF, Collier SL, Mulholland SR(2011)Skin rejuvenation. Dermatol Ther 24(1):41–53

[9] Hantash BM, Renton B, Berkowitz RL, Stridde BC, Newman J(2009)Pilot clinical study of a novel minimally invasive bipolar microneedle radiofrequency device. Lasers Surg Med 41(2):87–95

[10] Levenberg A, Gat A, Branchet M et al(2012)Treatment of wrinkles and acne scars using the trifractional, a novel fractional radiofrequency technology—Clinical and histological results. J Cosmet Dermatol Sci Appl 2(3):117–125

8

生物抗衰老技术及其联合应用

秦丹莹　朱美抒　译

Maria Pia De Padova and Anna Masarà

生物抗衰老技术通常是指中胚层疗法，主要用于修复皮肤损伤，延缓衰老（也可称为水光针或美塑疗法）。这项技术具有良好的生物相容性和高吸收率，通过向真皮浅层注射相应的药物或成分，使皮肤本身的功能得到恢复和调节。

这项技术的目的在于提高成纤维细胞的生物合成能力，营造最佳的生理环境，促进细胞之间的相互作用，从而增加胶原蛋白、弹性蛋白和透明质酸（HA）的合成。

治疗的最终目的在于使求美者拥有健康、水润、有光泽的肌肤（图 8.1）。

8.1 简介

衰老过程可归因于内在功能减退所导致的一系列临床表现及组织学的变化，如皮肤组织厚度、弹性的改变，色素沉着加重，以及皮下组织及血管系统的改变等[1, 2]。从临床角度来说，衰老的皮肤肤质菲薄、干燥、苍白，皱纹明显，皮肤失去弹性[3]。组织学方面，衰老的皮肤表皮细胞萎缩，在真皮乳头层和深层真皮层中可见弹性纤维的积累，这一过程被称为日光性弹性组织病变，同时可见胶原蛋白含量下降，其原因在于胶原蛋白合成量下降且相关细胞容积减小。衰老进程由基因决定，每个人均有差异。衰老过程可因外在环境因素而加速，如长期暴露于有害环境中，多见于长期的紫外线照射（光损伤）、空气污染、抽烟等。其中，由于紫外线照射引起的皮肤老化称为光老化，其特征为皱纹产生、皮肤变薄、松弛、色素沉着明显、皮肤纹理粗糙紊乱；组织学形态

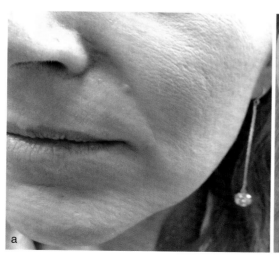
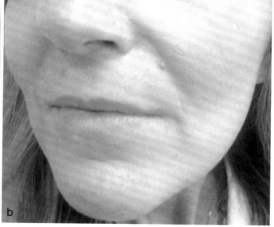

图 8.1　治疗前（a）和治疗后（b）照片

上，表现为细胞增生或萎缩。真皮组织的形态特征表现为弹性变形、胶原变形、纤维变形和真皮内血管扩张畸形。

皮肤暴露于紫外线照射中可使自由基激活、细胞基质降解、金属蛋白酶变性降解，其中也包括胶原蛋白酶的降解[4, 5]。

8.1.1 适用范围

中胚层疗法（水光针）可以用于中度至重度的衰老皮肤及光老化皮肤，也可用于抵抗皮肤衰老、修复由于日光照射或吸烟等造成的皮肤损伤。

水光针用于肤质较好的年轻肌肤，可以起到延缓衰老的作用。作用原理在于，通过相应药物的使用，加强皮肤含水量，从而减轻由年龄增长而导致的一系列肌肤症状，并能够抵抗由环境因素、日光照射引起的氧化作用所造成的损伤。该疗法应用于成熟肌肤，可通过激活细胞，使其重新获能，达到对抗衰老的目的。

这一疗法可应用的区域如下[6, 7]。

（1）面部。

（2）颈部。

（3）低领口部。

（4）手背部。

（5）腹部。

（6）手臂及大腿内侧。

8.1.2 功效

水光针技术主要具有以下三大功能。

（1）再生：能够促进细胞的代谢，同时刺激胶原蛋白、弹性蛋白、透明质酸的产生。

（2）抗氧化：能够保护皮肤免于由环境因素、日照所引起的自由基激活所造成的损伤。

（3）保湿：能够迅速补充组织所需的水分。

水光针可使肌肤在以下几个方面获得显著性的改善（图 8.2）：①皮肤质地和柔韧性加强。②皮肤光泽度提升。③减少皱纹的产生。

8.1.3 优势、禁忌证和副作用

水光针采用注射方式，属于微创操作，无须进行麻醉。

根据疗程进行注射治疗，除极个别情况外，一般无明显副作用或并发症发生。较常见的情况为注射后皮肤出现暂时性的红肿或较小的皮损，这是由于针刺造成的局部损伤，一般可在 2~3 日消退，不影响日常生活。

水光针的主要优点、缺点及禁忌证详见表 8.1。

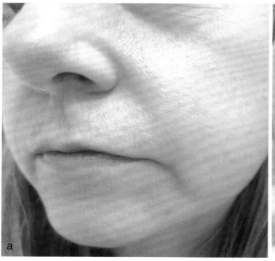 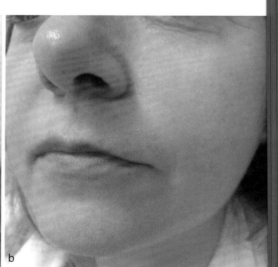

图 8.2　治疗前（a）和治疗后（b）照片

表 8.1 水光针的主要优点、缺点及禁忌证

优点	禁忌证	缺点
操作简便	对注射成分过敏者	只适合轻度、中度老化的肌肤
无痛	有瘢痕增生病史	术后红斑、注射 5 分钟后轻微灼烧感
无须提前进行皮试	凝血功能障碍和使用抗凝药物者	小血肿
副作用小	妊娠和哺乳期	过敏
恢复期短	自身免疫系统疾病（狼疮、硬皮病）	缺乏临床对照案例
所有肤质适用	癫痫	缺乏临床应用指南
	糖尿病	
	单纯疱疹病毒感染	
	细菌感染性皮肤病	
	炎性皮肤病变	

8.2 可用于水光针的药品及成分

水光针可实现皮肤的健康、水润、有光泽（图 8.3）。通过微针注射，向浅层真皮注入具有活性的单一成分的药物，或采用"鸡尾酒法"，同时注入多种活性成分，即可使皮肤达到理想的状态。这些注入真皮的活性成分均具有良好的生物相容性及可吸收性。

水光针中，常用于皮肤修复的成分及配比如下。

（1）单独使用透明质酸（1.35%~3%）。

（2）透明质酸 0.2%、1% 或 3%，另可添加其他活性成分，如维生素、氨基酸、矿物质成分、辅酶、核酸、β - 葡聚糖。

（3）各类大分子物质。

（4）有机硅。

（5）自体来源的成纤维细胞。

（6）各型生长因子。

（7）顺势疗法的各类成分。

水光针中使用时间最长的成分是天然的非交联透明质酸（图 8.4）。从化学角度来看，透明质酸是构成细胞支架的主要组成部分，其成分为非硫酸化糖基氨基糖，在细胞内透明质酸主要由成纤维细胞合成，然后释放至细胞外 [8, 9]。

值得注意的是，向真皮层注入单一的透明质酸成分，不仅仅可以聚集某些细胞外基质成分，提高皮肤深层的含水量，还可作用于特定的受体（CD44、RHAMM 和 ICAM–1）刺激成纤维细胞增殖，使其合成新的用于细胞支架形成的化合物 [10]。

1 g 的透明质酸可以保持 6 L 的水分。这表示在溶液中透明质酸占的百分比越高（1 ml 溶液中透明质酸的毫克数），其保持水分的能力就越强。

透明质酸提取自鸡冠，也可通过细菌发酵后提取，不具生物特异性，因此致敏率极低，一般无须经过皮肤致敏性测试。与作为填充剂使用的透明质酸相比，水光针中使用的透明质酸为非交联型，具有不稳定、易流动、半衰期较短的特性。

水光针技术功能多样，取决于其注射的活性成分不同的生物学效应。

不同功能成分的协同作用，可以更为彻底地解决皮肤问题，对抗内在、外在的各种由于年龄增长而导致肌肤老化的因素，从而起到预防和治疗肌肤问题的作用 [11]。

在采用"鸡尾酒"配方的水光针中，维生素是最主要的活性成分。

维生素 A：可调节表皮细胞的新陈代谢，同时也是抗干燥成分。

复合维生素 B 族：包括维生素 B_1（硫胺）、维生素 B_2（核黄素）、维生素 B_3（烟酸）、维生素 B_5

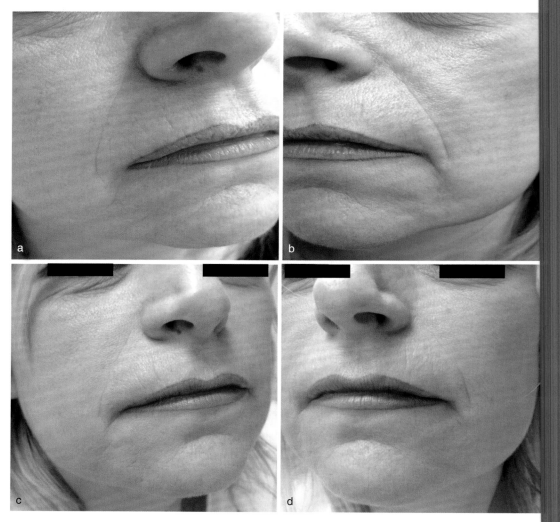

图 8.3　治疗前（a、b）和治疗后（c、d）照片

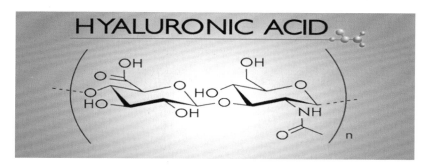

图 8.4　玻尿酸的化学结构示意图

（泛酸酯）、维生素 B_6（吡哆醇）、维生素 B_9（叶酸）、维生素 B_{12}（氰钴胺），包括参与几种代谢的辅酶。复合维生素 B 族有助于清除自由基。

　　维生素 C：是众所周知的抗氧化剂，同时还可以促进胶原蛋白的合成。

维生素 E：是抗氧化剂和保湿剂。

维生素 K：可改善微循环。

维生素 D、维生素 H（生物素）、维生素□□和维生素 I（肌醇）：在皮肤抗衰老中也具有重□□用。

　　氨基酸组成多肽，构成细胞结构的基□□钠、钾、钙、镁在多种细胞功能中充当催化剂。辅酶是非蛋白质有机组分，有助于酶的催化功能，它们是生化反应的"激活剂"，有助于真皮细胞新陈代谢。DNA 和 RNA 与蛋白质结合，并可调节蛋白质的合成。β–葡聚糖可作为自由基清除剂。多核苷酸大分子则有利于增强皮肤水合作用，从而增加皮肤的保水性。上述两者可共同作为自由基的清除剂。此外，它们还可增强成纤维细胞的生理功能和活性 [12]。

8.3 注射技术

真皮层注射可采用多种不同的方式（图 8.5），多要求针头与注射平面成 45° 角。

微点注射法：多用于年轻人，这类求美者多希望通过治疗来延缓由日光照射或使用日光浴所造成的肌肤老化。这种注射方法主要采用点状注射，注射深度较浅，几乎无痛。注射时每两点间隔 2 mm，注射深度为 2~2.5 mm。注射过程中，医师通过注射器手柄控制压力在恒定范围内。微点注射法最常用的区域包括面部、颈部、颈肩部，手部治疗时较少用到（图 8.6）。

交叉注射法：推荐用于预防和治疗皮肤老化（与微点注射法相比，接受交叉注射法的求美者往往年龄更大，皮肤老化更明显）。通过垂直、水平注射，在皮下形成线性网格，每两点间隔 1 cm，呈网格状。进针至真皮层后，向后退针，在退针过程中进行注射。

线性注射法：可采用垂直、水平注射。在对鼻唇沟及眉间皱纹进行皮肤填充剂注射和肉毒毒素注射前 10~15 日，可采用垂直注射法作为术前准备。在对颈纹进行治疗时采用水平注射法往往更有效。

为了减轻注射时的刺激感，医师可在手术者接受治疗前 1 小时为其外敷麻醉药膏。在注射含有维生素 C 类成分的药物时，同样推荐术前 1 小时接受麻醉药物外敷。

治疗结束后，可配合维生素 K 软膏对术区进行轻柔按摩。这一过程约需 20 分钟，但可因治疗区域的不同而有所差异。术后 48 小时嘱求美者不要抽烟及日晒。治疗后零恢复期，无须请假休养（图 8.7）。治疗初始的 3~4 周，应每隔 2 周接受一次治疗，此后每月接受一次治疗，连续 3~4 个月。达到理想效果后，每年进行 1~2 次后续治疗以维持疗效。治疗方案可因求美者的年龄、初诊时的皮肤状况以及首次治疗后的反应不同而有所差异。一般来说，初次治疗后，针刺引起的血管通透性改变使得皮肤光泽度有较大改变，但是想要获得比较显著的改善效果，至少需要进行 2~3 次的治疗。治疗次数因人而异，同时也与治疗区域及求美者的期望值有关。需强调的是，水光针并不是填充技术。水光针技术的本质是通过增加皮肤的含水量和重建有利于纤维细胞的理想生理环境，来实现皮肤的修复和年轻化。

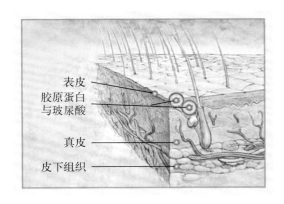

图 8.5　表皮层结构，示意注射层次

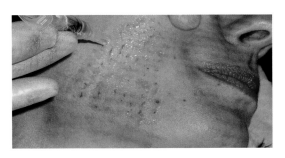

图 8.6　微点注射法

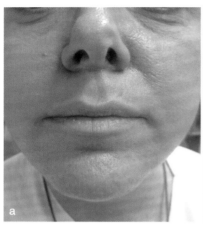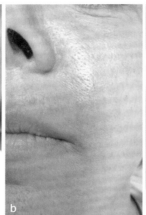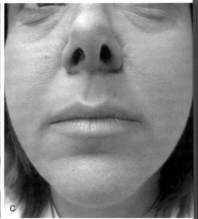

图 8.7　治疗前（a）、治疗中（b）和治疗后（c）照片

8.4 多项技术联合应用

水光针技术可以与手术或非手术技术联合应用，如换肤术、面部提升术、眼部手术、肉毒毒素注射、激光治疗等。在接受其他注射项目治疗之前的 2 周，可以进行水光针注射。

与其他治疗方式相比，水光针可以全面改善肤质，而不是局部治疗。

可与水光针联合应用的技术如下。

（1）换肤术：化学换肤的目的在于消除较浅的皱纹、调节肤色、恢复皮肤的娇嫩与光泽度、消除黑点色斑及瘢痕等。化学换肤主要是通过使用一种或多种具有腐蚀性的化学换肤液，加速皮肤的脱落。

通过对换肤液类型、换肤液浓度及作用时间的选择，这些药物最终将导致表皮部分或全部脱落。

化学换肤术是通过去除老化的角质层后，刺激细胞新陈代谢，与此同时诱导真皮细胞合成新的胶原蛋白。

最终效果为，以健康的、新鲜的细胞代替老旧的细胞，完成皮肤的以新换旧。

化学换肤术总体可分为 3 类，分类依据为剥脱层次深度的不同。化学剥脱通过不同的作用方式渗透至不同深度，由此可分为浅表层化学换肤、中层及深层化学换肤。

浅表层化学换肤：治疗后可立即工作⋯⋯加社会活动。治疗是动态的、周期性的，每⋯⋯治疗之间间隔时间较长（7~15 日），也可每年⋯⋯两次治疗。例如，乙醇酸换肤、水杨酸换肤⋯⋯黄酸换肤。

中层及深层化学换肤：适用于成年求⋯⋯中肌肤损伤较重者。这些损伤可由衰老、光老⋯⋯起，或皮肤皱纹明显、纹理较深、色素沉着明⋯⋯与浅表层换肤相比，中层及深层化学换肤术后⋯⋯剥脱明显，在此期间需请假在家休息，静待恢⋯⋯在应用三氯乙酸换肤时，换肤的深度主要由换⋯⋯的浓度来决定。

治疗结果取决于换肤类型。例如，进⋯⋯深层次的换肤时，效果十分确切，仅需一次治⋯⋯即可；而采取中层或浅表层换肤时，损伤程度虽⋯⋯但是效果不持久，因此需定期重复进行治疗。

化学换肤术后均需精细护理，痊愈前⋯⋯成疗程结束前）避免日光照射，使用防晒霜⋯⋯肤霜以及含有 α – 羟基酸的产品进行家庭护理⋯⋯

（2）填充剂：医疗美容中所说的填充⋯⋯是能够注入皮下或皮下组织中，起到填补凹陷⋯⋯增加组织容量作用的材料。填充材料可以是可⋯⋯的，作为医疗美容材料被使用后，其效果维持⋯⋯时间后即消失；而永久性的填充材料则可⋯⋯存在于注射部位。透明质酸是现今使用最广⋯⋯安全的填充材料，其注射后可被人体完全吸收。另一种使用较广的填充材料是羟基磷灰石，通常由30%合成钙羟基磷灰石（CaHA）和70%水凝胶溶液组成。

目前FDA没有批准任何所谓的"永久性"填充材料。

永久性的填充材料（不可吸收）的使用目的主要是使填充效果更为持久。然而，以往的经验证实这一方式并不可取，其主要原因并不是这些填充材料持久性不强，而是由于材料自身的重量、密度，可在重力的作用下从原本的填充部位移动至其他部位。因此，填充材料自填充部位逐渐移位至其他部位，这一过程在外观上可得以体现。

更为常见的并发症，可见于移植数年之后出现严重的局部炎症、脓肿、肉芽肿或结缔组织增生，这可对求美者的外观造成不同程度的影响，影响其身体健康及生活工作。

其中最为人熟知的就是液体硅胶填充物，这种材料自1993年起便被禁止在意大利使用。

填充剂使用的适应证很多：可用于填充面部皱纹；由于节食或久病导致的面颊凹陷也可使用填充剂进行改善；年轻女性和老年女性均可采用填充剂进行丰唇，使面部恢复年轻饱满，可取得较为理想的效果；可以使用填充剂重塑鼻型；用于各种外形重塑；填充瘢痕凹陷，改善痤疮和水痘、面部萎缩等。填充剂可根据人们的审美需要，应用于一切需要改善的部位。

透明质酸通过不同粗细、长短的注射针头填充至皮下，针头型号的选择主要取决于透明质酸的黏稠度以及需注射部位的不同。

透明质酸填充后的效果十分自然，注射材料可被逐步吸收，可多次重复注射，且具有良好的持久度，通常可维持8~12个月以上，持续时间与填充部位、个体差异及生活习惯有关。

透明质酸填充后皮肤常见轻微发红，通常在数小时内即可消失，此后注射区域无明显异常，可存在轻度肿胀。也可见一些细小的损伤或血肿（由注射时小血管损伤造成），局部应用含有乳铁蛋白的维生素软膏，通常可在短时间内恢复。

注射后不宜马上日晒，注射后的前24小时也不宜对注射区域进行按摩，注射后3~4小时内不宜化妆。

肉毒毒素：是一种由梭状芽孢杆菌产生的，它可以通过阻断神经冲动的传导，减少肌肉收缩。只有一小部分毒素（a型）可用于美容医学，用生理盐水进行稀释后使用。

医师在对求美者面部表情进行研究分析之后，选择在特定区域行肉毒毒素的微量注射，麻痹相关肌肉，达到除皱、提升效果。

肉毒毒素可用于改善眼周皱纹及眉间皱纹，也可用于改善抬头纹。换句话说，肉毒毒素主要用于改善面部由于肌肉运动产生的动态皱纹（面部表情肌）。肉毒毒素注射效果是暂时的，可维持4~6个月，在注射1周后即可起效。肉毒毒素注射十分安全，注射过程无痛，且不会造成肿胀。

对于产品本身或含有的添加剂，理论上存在风险。经研究证实，不良反应发生率均与应用量成正比。

需特别提出的是，肉毒毒素本身含有蛋白质，因此对牛奶过敏的人不宜注射。另外，对于妊娠期和哺乳期的妇女，也不推荐接受肉毒毒素注射。采用稀释浓度极低的肉毒毒素与氨基酸、维生素进行面部注射，可到达修饰面部，改善颊部、颏部和颈部轮廓的目的。

维生素与肉毒毒素相结合，可使皮肤光滑，并产生提升效果。这种治疗方法是安全的，只是在注射过程中可能存在轻微不适。

激光：点阵二氧化碳激光是改善日光损伤、皱纹、皮肤质地的首选。因为它能消除皮肤浅层的表皮，同时刺激真皮胶原蛋白和弹性纤维收缩。点阵二氧化碳激光可以紧致皮肤，减少细纹产生和改善毛孔粗大，也是治疗痤疮瘢痕和肤色不均匀的有效方法。

点阵二氧化碳激光几乎完全消除了皮肤浅层的

表皮，同时强烈刺激皮肤深层细胞，使细胞再生或组织修复活跃。使用点阵扫描代替先前的"剥脱"，可以极大地减少术后恢复时间（治疗后可正常参加

社会活动的时间），这是因为治疗区域较 期间散布着正常皮肤组织，因此加快了治疗区 肤的愈合速度。

参·考·文·献

[1] Yaar M, Gilchrest BA(2007)Photoaging:mechanism, prevention and therapy. Br J Dermatol 157:874–887, PubMed:17711532

[2] Farage MA, Miller KW, Berardesca E et al(2009)Clinical implications of aging skin:cutaneous disorders in the elderly. Am J Clin Dermatol 10:73–86, PubMed:19222248

[3] Makrantonaki E, Zouboulis CC(2007)Molecular mechanisms of skin aging:state of the art. Ann N Y Acad Sci 1119:40–50, PubMed:18056953

[4] Tosti A, Grimes PE, De Padova MP(2006)Atlas of chemical peels. Springer, Berlin

[5] Rabe JH, Mamelak AJ, McElgunn PJS et al(2006)Photo aging:mechanisms and repair. J Am Acad Dermatol 55:1–19

[6] Cavallini M(2004)Biorevitalization and cosmetic surgery of the face:synergies of action. J Appl Cosmetol 22:125–132

[7] De Padova MP, Bellavista S, Iorizzo M et al(2006)A new option for hand rejuvenation. Pract Dermatol 8:12–15

[8] Andre P(2004)Hyaluronic acid and its use as a " tion" agent in cosmetic dermatology. Semin Cutan Med :218–222

[9] Monheit G, Coleman KM(2006)Hyaluronic llers. Dermatol Ther 19:141–150

[10] Ghersetich I(1997)Management of aging skin. Acad Dermatol Venereol 9:51

[11] Sparavigna A, Tenconi B, De Ponti I(2015 ging, photoprotective, and brightening activity in biore ion:a new solution for aging skin. Clin Cosmet Invest matol 8:57–65

[12] Iorizzo M, De Padova MP, Tosti A(2008)Biorejuve heory and practice. Clin Dermatol 26:177–181

9
激光眼周抗衰老技术

秦丹莹　朱璐璐　译

Julia P. Neckman, Jeremy Brauer, and Roy G. Geronemus

9.1 简介

自爱因斯坦首先提出激光镭射这一概念起，激光与其他电磁波被广泛应用于各类治疗和医学美容领域。激光的物理学原理为人们理解、使用它奠定了理论基础。电磁波谱包括短波长的伽马波至长波长的无线电波，在这一区间内，含有 X 射线、紫外线、可见光、红外线和微波。当静止状态的原子吸收了充足的电磁辐射之后，其电子将被激活，成为激发态。当处于激发态的电子最终回归至静止状态时，这些原子会释放出与之前吸收量等量的能量且波长不变，这一过程称为"自发辐射"。

当此前被激发过的原子，再次接受与之前相同波长的辐射时，自发辐射的产生可能会更加迅速且激烈。二次激发的能量可产自新的来源或来自邻近原子的自发辐射。由此可知，假设将原子集中于某特定的介质中，且限制于一个具有反射功能的密闭空间内，那么由于自发辐射的产生以及周围原子被激发的相互作用，碳排放可能会被显著增加。

Maiman 首先用可见光证实了爱因斯坦的激发理论[1]。现在我们所熟悉的激光即与 Maiman 有关，这里的激光代表了辐射后被激发辐射的光的汇聚。从技术上来说，光是指可见光谱，但所有的激光辐射，无论是否在可见光范围内，通常都被称为激光。激光的波长取决于反射带电腔的介质。在 Maiman 最初的研究中，这种介质为红宝石晶体，

但自那时起，其他几种介质，如翠绿宝石晶体、磷酸钛氧钾晶体（KTP）等也已在医学中应用，用于产生不同的波长。

激光具有单色性、相干性好、方向性好的特点。单色性来源于统一波长，相干性指的是光波同时在时间和空间中传播，而方向性好则与光束的平行特性和低散射度有关。

将激光用于医疗领域是利用了其光热解的特点[2]。从本质上说，光热解是利用了不同的解剖结构层次对于光谱的吸收性不同，尤其是黑色素、血红蛋白和水等载色体。被靶点吸收的激光光能主要转化为热能，使得靶点本身和周围的细胞遭到破坏。在靶点中产生的热量可能会扩散传递至周围细胞，也对其造成破坏。不同结构对不同波长的吸收具有差异性，这一特性使得其可以有针对性地造成烧蚀、凝结或热损伤，而不会对周围组织造成影响。

激光治疗的成功与否不仅仅与波长和靶点有关，专业培训、临床经验及参数设置，如能量密度（又称剂量或流量）、光斑大小和脉冲宽度等，均与临床应用的安全性及疗效密切相关。能量密度是指单位面积上光的能量大小，通常用 J/cm^2 来表示（焦耳/厘米^2）。在治疗的靶向目标较小时，较大的光斑可能会导致治疗目标周围组织的损伤，因此光斑大小具有重要的临床意义。与此同时，较大的光斑也会作用于更深的组织层次，但此时则伴有较多的散射。脉冲宽度与热松弛时间（TRT）有关，因此可用于

测量激光照射时间。当作用的组织一定时，TRT 是热量减半所需的时间。如果脉冲宽度 > TRT，则烧蚀作用减弱，但易对周围组织造成损伤，形成凝固性坏死。

本章旨在对激光解决眼周问题进行回顾总结。激光技术在治疗改善眶周问题中应用广泛，包括血管病变及色素问题在内的多种问题均可采用激光进行治疗。虽然在这一章中也会提到新型的技术与传统手术的结合，如利用激光在术中进行切割，但是本章的讨论重点仍集中于激光在临床治疗及预防中的应用。

9.2 眼周光老化现象及抗衰老治疗

近年来，无创及微创眶周光老化治疗及嫩肤技术发展迅猛。除射频技术外，激光嫩肤术也成为现今常规使用的治疗手段。上述技术已被证实可显著改善皮肤松弛、皱纹、瘢痕问题，以及新发现的癌前病变的皮肤，如光化性角化病[3]。

起初，激光嫩肤术利用 CO_2 激光器进行，此时 CO_2 激光为非点阵激光，可对组织进行彻底的剥脱。虽然其疗效得到了认可，但是治疗时风险较大，最主要的风险是瘢痕形成及色素缺失。采用上述方式对眶周问题进行治疗时，远期并发症可有睑外翻、睑内翻、溢泪现象；而采用非点阵激光进行非剥脱治疗时安全性较高，但效果往往难尽如人意。随着点阵激光的出现及应用，抗衰老嫩肤成为可能，而且其治疗的安全性极高[4]。点阵激光这一概念于 2004 年首次出现，业已应用于气化及非气化的激光装置[5]。从本质来讲，点阵激光以点状作用于组织，因此不会对治疗区域周围的组织造成损伤。根据已有的文献报道可知，点阵激光疗效安全可靠，可用于眶周皮肤问题的治疗。为了对非气化性点阵激光在嫩肤方面的作用做出评估，以下对 31 名患者眶周治疗的疗效进行了评估。31 名患者上下睑均接受了治疗，评估内容包括眼睑皮肤紧致度及睑裂大小[6]。治疗采用 155 nm 的参铒激

光，治疗持续 3~7 个疗程。治疗结束后所□□者眼周皮肤均得以紧致，无不良反应，无须额□□恢复期。除此以外，超半数的患者（55.9%）□□得以增大。图 9.1 示眼周皮肤紧致及眼裂增大□□。与此同时，研究人员也对气化激光装置用于□□的疗效进行了评估。在一项前瞻性研究中，对□□名患者采用了气化性点阵 CO_2 激光装置，用□□善眼周皮肤松弛[7]。

研究发现，53.1% 的患者眼周皱纹得□□善，42% 的患者皮肤紧致度有所提升。此项□□中仅有一类不良反应：2 名患者在治疗接受后□□了继发于炎症的色素沉着，嘱其使用氢醌霜□□西霜配合治疗，3 个月后得以恢复。上述研□□并无任何严重并发症的报道，但之前确有接□□化性点阵 CO_2 激光治疗后发生下睑外翻的案□□[8]。综上所述，气化性点阵 CO_2 激光可用于□□及眼周嫩肤术，效果可参见图 9.2。而对于外□□师来说，应该充分意识到上述嫩肤术中采用□□化技术，在改善手术瘢痕中的应用价值。已经□□这些技术在治疗各型瘢痕中均取得了突出疗□□[10]。一项研究对气化性点阵 CO_2 激光器治疗□□的效果进行了客观、量化的评价。研究包括 1□□受试者，涉及萎缩性瘢痕或手术、外伤性瘢痕□□受试者均接受 3 次治疗，此后随访 6 个月。□□现方面，研究者和受试者对治疗后的瘢痕进□□估，均认为瘢痕处皮肤纹理得以改善；客观□□通过光学层析分析，对治疗后的瘢痕组织进□□化，结果显示，瘢痕体积平均减少 38%，瘢痕□□平均减少 35.6%。除美容护肤效果外，激光□□在临床疾病治疗方面的价值也不容小觑。眼周□□的癌变在治疗时往往使眼科医师压力巨大。□新的研究证实，激光嫩肤术在皮肤癌前病变的□□中具有重要价值，即病变的皮肤在接受激光□术后可出现光化性角化病，这一症状被认为□鳞状细胞癌的前兆[3]。其作用机制尚不清楚，但□临床表现十分明显，如图 9.3 所示。在对包括眼□皮肤在内的面部皮肤进行治疗时，为避免光化□化

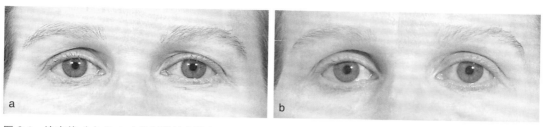

图 9.1 治疗前（a）和 3 次非剥脱性点阵激光术及治疗后 1 个月随访（b），治疗区域为上下睑睑缘至眶缘外侧

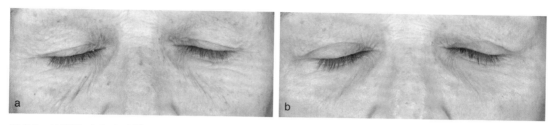

图 9.2 治疗前（a）和点阵 CO_2 激光治疗 3 个月后（b），上睑下垂改善，皱纹、泪沟凹陷及色素沉着好转

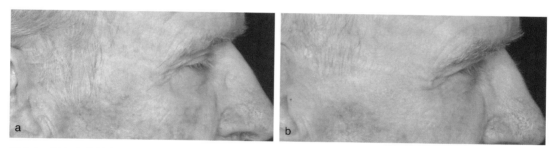

图 9.3 面部光化性角化病（AK）和光损伤治疗前（a）1 927 nm 激光治疗，第 4 次治疗后 6 个月，AK 及光损伤有所好转（b）

病，本章作者多采用 1 927 nm 的非气化性点阵铥激光进行治疗。

9.3 眼周皮肤色素问题

多种眼周皮肤色素问题经激光治疗有效。常用于皮肤色素问题治疗的激光包括红宝石激光、翠绿宝石激光、半导体激光和掺钕钇铝石榴石激光（Nd:YAG），上述激光的波长均靶向作用于黑色素。这些激光可有效治疗眼周色素病变，如雀斑、雀斑样痣、咖啡斑、太田痣、先天性黑色素细胞痣、文身。

雀斑，又称为土斑，多见于易受阳光照射的区域，为边界清楚的圆形或椭圆形色素沉着，外观呈

数毫米的斑点样。虽不属于癌前病变，但面部高度集中的雀斑被认为是与黑皮素 1 受体（MC1R）相关的遗传变异现象[12]。MC1R 的变异也与红发、皮肤白皙、黑色素瘤和非黑色素瘤性皮肤癌有关。从病理学角度看，雀斑具有正常的皮肤结构，但是在其基底层，黑色素细胞巨大且有分支。与雀斑不同，雀斑样痣分为单纯性雀斑样痣及混合性雀斑样痣，可涉及黏膜层。相比之下，单纯性雀斑样痣幼时即可存在，可出现于身体的任何部位；混合性雀斑样痣则形成于成年后，多见于暴露于阳光的身体部位。后者随年龄增长可增加，是光损伤的一种表现[13]。雀斑样痣往往稍深大，为边界清晰的圆形或椭圆形色素沉着。病理学观察可知，与正常皮肤相比，雀斑样痣的黑色素细胞数量显著增加，且细

胞呈细长脊状突起。将单纯性雀斑样痣与混合性雀斑样痣进行病理学比较可知，后者的黑色素细胞突起呈统一的棒状[14]。雀斑样痣与多种遗传综合征有关，包括豹斑综合征（此类患者还可见眼距过宽）和波伊茨－耶格综合征（此类患者通常可见眼睑和结膜部雀斑样痣）。

雀斑及雀斑样痣均可接受激光治疗且同样有效。在一项针对色素治疗的研究中，共34名受试者，其中包括雀斑样痣患者。治疗采用Q开关红宝石激光，设置波长694 nm，脉宽40 ns，能量密度4.5 J/cm^{2}和（或）7.5 J/cm^2[15]。无论采用何种能量密度，仅一次治疗后，雀斑样痣均得以大面积清除。长期随访显示，上述治疗对大部分患者均有效。在另一项包含10名混合性雀斑样痣的受试者的研究中，在接受1~2次Q开关红宝石激光治疗后，此后10~21个月内的随访调查显示，治疗的有效率达77%[16]。1 927 nm的非气化性点阵铥激光可有效治疗日晒色斑，之后随访1~3个月，可知治疗后色斑均有改善，患者满意度较高[17]。

先天性黑色素细胞痣，病理可见黑色素细胞呈扁平或突起状，并存在蓝褐色病变，有或无毛发附着，发展成为黑色素瘤的风险较高[18]。干预治疗方案取决于其形成黑色素瘤的风险性、美容手术切除时对组织的损伤程度以及去除操作的复杂程度。激光可用于黑色素细胞痣的辅助治疗，但仍存在争议。由于激光治疗本身所存在的不良反应，可能会导致色素痣增生，而在治疗某些先天性色素痣时则增加了其向黑色素瘤转变的风险[19]。此外，皮损及色素痣复发也较为多见。激光剥脱术可用于相关治疗。在一项包含13名先天性色素痣患者的研究中，研究者尽可能多地切除了患者的病变组织，此后采用Er:YAG激光对残余组织进行消融处理[20]。根据国际通用的评估量表对疗效进行评价，83%的患者被认为疗效显著；治疗结束后4个月再次评估，77%的患者被认为效果显著。气化性激光也适用于深肤色患者[21]。另一种治疗方案涉及色素专用激光。在一项研究中选取了9名先天性色素痣患

者，其病变部位位于面部或上肢，病变面积中等，9名患者接受Q开关红宝石激光治疗，平均治疗次数为9.6次[22]。治疗结束后，复发率在0~□□%，但是有8名患者出现了轻微的色素沉着，需□□额外治疗。1名患者术后1个月复发，采取手□□式切除病变组织。

就色素痣的治疗而言，如何对亚裔人□周的色素问题进行治疗是一个巨大的挑战。在□□研究中，对24名韩国籍患者，共7个较小的□□性黑色素痣进行治疗，治疗采用Er:YAG治疗□个月后采用长脉冲的翠绿宝石激光治疗。治疗□周随访，所有患者均完全有效，仅1例于术后□月复发[23]。

太田痣为眼颧部蓝黑色斑块，可发□□婴儿期、青春期或妊娠期。眼周为太田痣的好□部位，常伴有病变同侧巩膜的蓝褐色色素沉着，□眼部其他结构发生病变。但需特别注意的是□□10%的太田痣患者同时伴发青光眼[24-26]。通过□黑色病变皮肤的病理分析可知，其黑色素含量□于正常皮肤组织。激光治疗对眼周太田痣有效□经证实，翠绿宝石激光、红宝石激光、Nd:YA□可用于治疗太田痣[27-29]。在此需格外注意的是□述激光不可用于巩膜色素沉着的治疗。一项包□2名中国籍太田痣患者的研究显示，采用Q□翠绿宝石激光治疗其疗效更为显著[30]。这项研□同时显示，对于眼睑部色素沉着，俗称"熊猫□，Q开关翠绿宝石激光的治疗效果不理想。另□研究显示，对119名患者下睑部太田痣进行治□效果显著[31]。由此，研究者推荐在太田痣治疗□应遵循传统。Tanino对太田痣的分类标准，一□□是基于临床表型，另一方面则是根据病变部位□光治疗的敏感程度进行的。

除上述眼周色素沉着问题外，文身也□造成眼周色素形成。文眉、文眼线等美容需求□益上升，与此同时，要求清洗文身的案例也在□断增加。文眉及眼线时，色素线条往往紧贴□或睫毛根部，因此在清洗眼周文身时所面临的□战是

如何保全毛囊。而且，在使用 Q 开关激光清洗红色、白色、米色、棕色的文身时，往往会使文身部位颜色加重，形成色素沉着[32]。产生这一现象的原因是色素中的 Fe^{3+} 氧化还原为 Fe^{2+}。基于上述原因，在清洗眼周文身时多采用 Q 开关 Nd:YAG 和（或）气化激光，后者多采用点阵 CO_2 激光，操作时需格外谨慎。Q 开关 Nd:YAG 光斑较小，适宜清洗细小的文身色素，同时也可减少对周围组织的损伤[33]。Q 开关 Nd:YAG 治疗效果见图 9.4。当清洗红色、白色、棕色的文身时应联合使用气化性激光，因其不会造成额外的色素沉着[34]。气化性激光清洗文身时，可首先使皮肤浅表组织气化，之后形成浅表皮肤脱落，从而达到消除文身色素的目的。研究显示，短脉冲掺铒钇铝石榴石（SP Er:YAG）激光，在清洗白色、肉色及棕色文身色素方面的疗效，要优于 Q 开关 Nd:YAG 激光及翠绿宝石激光[35]。采用 Q 开关激光治疗后，白色、肉色及棕色文身均出现颜色变深，之后色素逐渐分解变淡。完全去除白色、肉色及棕色文身，分别需要 20、18 及 10 个疗程，而在使用 SP Er:YAG 激光治疗时则仅需 6 个疗程。

9.4 血管相关性眼周皮肤病变

众多的眼周皮肤血管问题激光治疗均有效，其中脉冲染料激光（PDL）或 KTP 激光因其波长作用靶点为血红蛋白，因此在治疗眼周血管类皮肤问题时尤其有效。常见的病例包括浅表血管瘤、血管畸形、静脉畸形、蜘蛛痣、樱桃状血管瘤、毛细血管扩张、网状静脉、化脓性肉芽肿及紫癜。

血管瘤是血管内皮组织增生形成的良性肿瘤，多见于新生儿及婴儿。新生儿发病率为 2%~3%，1 岁以内的婴儿发病率约为 10%[36]。血管瘤多见于头颈部，16% 的面部血管瘤累及眼睑[37]。血管瘤可表现为浅表、深层或混合型（浅表与深共存），增生期可持续几个月，之后以每年 10% 的速度自行消退。必须特别注意的是，眼周深层和混合型血管

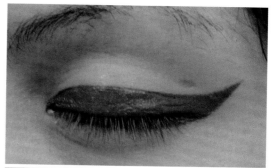
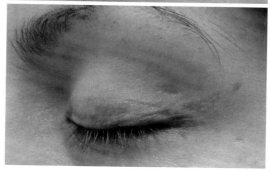

图 9.4　Q 开关 1 064 nm Nd:YAG 激光清洗眼线术前与术后对比图

瘤处于增生期时，屈光不正、斜视、弱视及视觉障碍有进一步加重的可能[38]。尽管可以自行消退，但是各型血管瘤在消退后仍会不同程度地影响面部外观，这一情况临床较为多见。有报道称，50% 的血管瘤在消退后发生了皮肤纹理的改变[39]。临床更为常见的是，经过很长的消退期后血管瘤仍然存在，然而目前仍无可靠的方法可以提前预知血管瘤是否会完全消退[36]。众所周知，血管瘤无法完全消退将给患儿及家属造成巨大的心理负担。一般来说，由于穿透深度有限，激光不作为治疗深层血管瘤的首选。但是在治疗浅表血管瘤时，PDL 成效显著且具有极高的安全性。如果治疗及时，可以最大限度地减少增生和残留。1 例报道特别强调了尽早行 PDL 治疗的重要性，22 名浅表血管瘤患儿在早期即接受了波长 595 nm 的 PDL 治疗[40]。上述患儿接受了 2~14 次治疗，初次治疗时机为 5~28 周龄，治疗后收效显著（76%~100% 有改善）且 36% 的患儿彻底治愈。研究期间未见瘢痕、萎缩、色素减退、感染，仅 2 例出现色素沉着。加速血管瘤消退，预防缩短其增殖期，有可能有助于血管瘤的彻

底消退。将这一报告的治疗结果与此前文献报道过的并发症及副作用进行分析比较，主要比较治疗后组织萎缩、色素沉着的发生率，由此得出的结论是：之所以产生这些并发症，主要是因为治疗时使用了较高的能量密度、较小的光斑、皮肤未冷却，且使用了与本次研究波长不同的 PDL 激光[41]。PDL 治疗婴幼儿浅表血管瘤的效果见图 9.5 与图 9.6。

血管畸形是指血管形成时局部发育不良，与血管瘤有本质区别。对血管畸形进行分类时，主要依据是血管异常（如毛细血管、静脉、动脉、淋巴管）及动脉血流加速或血流缓慢。

毛细血管畸形（CVMs）通常被称为鲜红斑痣，在人群中发病率为 0.03%[42]。典型的面部 CVMs 沿三叉神经分支分布，分为 V1（眼支）、 （上颌支）和 V3（下颌支）。就目前来看，与其 血管畸形的综合征一样，如 Sturge-Weber 综 von Hippel-Lindau 综合征及 Bonnet-Dech 综合征，特别是眼周的鲜红斑痣，也存在导 光眼、脉络膜血管畸形的风险[43]。如任其发展 治疗，CVMs 通常发展为血管扩张，在老年患者 见病变部位增厚、色素沉着及鹅卵石样外观 。当病灶过度生长时，视病变部位不同，可导 物障碍或气道受阻。PDL 对治疗眶周 CVMs 重要，对扁平或轻度增生性病变应将其作为首 疗方案[43, 46]。需提出的是，其他的技术对治 病变也有效，如强脉冲光和翠绿宝石激光，已 实在

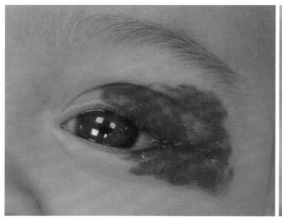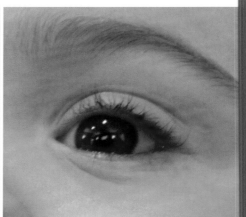

图 9.5 595 nm PDL 激光治疗婴儿眼周血管瘤术前与术后对比

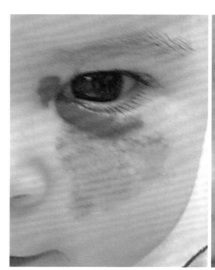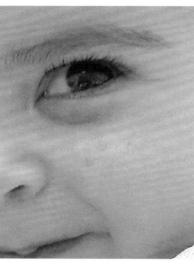

图 9.6 595 nm PD 光治疗婴儿眼周血管 前与术后对比

某些情况下，两者疗效甚至更佳[47, 48]。早期治疗是安全有效的[49]。就激光治疗而言，会因解剖部位的不同而有疗效上的差异。但总体来看，采用激光治疗睑周 VMs 效果良好[49]。595 nm 的 PDL 治疗的效果见图9.7。

静脉畸形是指静脉形态异常。硬化疗法联合或非联合手术治疗是重要的治疗手段，除此之外，利用相对长波长的激光能够穿透至更深层皮肤静脉这一特性，激光疗法也可作为治疗静脉畸形的有效手段之一[50]。当对适宜激光疗法的患者进行治疗时，本章作者多采用长脉冲 532 nm 或 1 064 nm 的 KTP 激光，疗效较为理想。

其他浅表血管病变的案例，包括蜘蛛痣、樱桃状血管瘤、毛细血管扩张、网状静脉和化脓性肉芽肿，采用激光治疗同样有效[51~56]。

9.5 手术或治疗后眼周青紫

激光技术一项较新的应用，用于治疗睑周青紫淤血，这一现象多见于眼周、睑周手术或治疗后[57]。在接受必需的医疗手术治疗时，绝大多数患者对可能产生的青紫淤血持理解接受态度。然而，由美容手术引起的术后淤青则往往令患者难以接受，这主要是因为患者希望尽可能缩短恢复期，而有些患者则是为了某个特定的重要社交活动而选择接受美容手术或治疗，因此术后的青紫淤血可能会对其日常生活造成影响。无论是哪种情况，PDL 治疗均可加速其恢复。这一结论已经得以证实。在一项包括 10 名成年受试者的研究中，研究人员采用波长 595 nm、光斑大小 10 mm、能量密度 7.5 J/cm^2、脉宽 6 ms 的 PDL 对受试者进行治疗，结果发现青紫淤血的吸收恢复显著加速。

9.6 黑眼圈

黑眼圈的形成与多种因素有关。黑眼圈的形成可缘于眼周色素沉着、皮肤较薄导致皮下血管肌肉可见、皮肤松弛下垂形成的阴影、泪沟凹陷明显或下睑部假性眶隔脂肪疝出。为改善外观需找出导致黑眼圈形成的一种或多种原因，由此才能选择合适正确的治疗手段。令人欣慰的是，激光技术为黑眼圈的治疗提供了多种方案。

通过向上牵拉眶下近面颊部的皮肤有助于对黑眼圈的成因进行判断。当向上牵拉皮肤时，如果黑眼圈范围随着牵拉而同步放大，且颜色未变浅或消失，则过度的色素沉着可能是此型黑眼圈形成的原因[58, 59]。如果随着牵拉黑眼圈范围有所增加，但呈现更深的紫色，则皮肤过薄、呈半透明状可能是此型黑眼圈形成的原因[60]。换句话说，当皮肤因牵拉而变得更薄时，其下的血管结构也更容易显现。

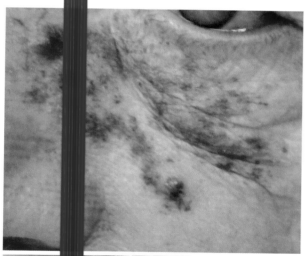

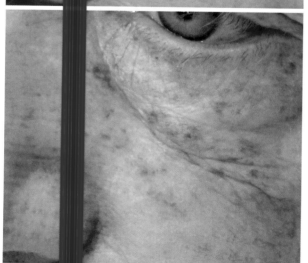

图 9.7　595 nm PDL 激光治眼周鲜红斑痣术前与术后对比

最后，如果向上牵拉皮肤时黑眼圈减轻，尤其是在室内光线明亮时，这一现象更为明显。那么，皮肤松弛导致褶皱形成而产生的阴影，则有可能是此型黑眼圈形成的主要原因。

正是由于黑眼圈形成原因的多样性，其治疗方案也多种多样。手术及注射填充适用于特定类型的黑眼圈治疗；也可进行局部皮肤的漂白处理，如应用氢醌和维甲类化合物。新型技术的诞生对治疗十分有益。用于色素治疗的激光，如 Q 开关红宝石激光、翠绿宝石激光及 Nd:YAG，经证实，对治疗黑眼圈均有效[58, 61, 62]。1 064 nm 的 Nd:YAG 在治疗黑眼圈时成效显著，因其对色素沉着型及血管可见型黑眼圈同样有效[60]。本章前部分提到了激光嫩肤术，通过此项治疗，眼周皮肤过薄透明、松弛、眶隔脂肪假性疝出、泪沟凹陷均有望得以改善。已经证实，嫩肤术不仅可改善皮肤松弛及皱纹问题，同样可以用于治疗色素沉着[63]。黑眼圈的治疗方案包括气化、非气化点阵激光嫩肤术及射频技术。上述治疗技术可促进真皮层胶原蛋白新生，有助于增加真皮层厚度，从而降低真皮下血管、肌肉的可见度。除此以外，由胶原新生引起的皮肤紧致度增加，可减轻因皮肤褶皱而产生的阴影。

9.7 睑黄疣

睑黄疣，又称睑黄瘤，为质软的、黄色丘疹或斑块样突起，多累及眶周皮肤。组织学上可见巨噬细胞内充满脂质、泡沫。对某些患者来说，睑黄疣意味着高脂血症，少数患者则是家族性高胆固醇血症的标志。大多数睑黄疣患者无健康问题，但是有新的研究证据表明，血脂正常的睑黄疣患者与高脂血症患者罹患心血管疾病的风险性相似，因此应予以充分重视，以期对患者进行早期管理，降低发病风险[64]。饮食或药物在治疗睑黄疣方面收效甚微，绝大多数患者仍需手术或激光治疗移除病灶[65]。传统的有创治疗方法，如冷冻、化学剥脱术、手术切除和电烧灼技术，均未能提供后续回访结果，且治疗后存在极大的风险，如瘢痕、色素沉着、睑外翻和眼睑不对称。值得一提的是，多种类型的激光对睑黄疣治疗有效，包括以往常规上用于治疗色素、血管性疾病及嫩肤术的激光设备[66-70]。气化激光最早用于睑黄疣治疗的研究。一项研究中包括 23 名患者共 52 例睑黄疣，对其采用超脉冲 CO_2 激光治疗，之后随访 10 个月，证实治疗有效[70]。结果显示，1 次治疗即可清除所有病变组织，此后 3 名患者存在复发及色素沉着，占 17%，但无任何一例瘢痕形成的报道。另一项研究中对 15 名患者、33 例睑黄疣采用了 Er:YAG 激光治疗[66]，研究者称，一次治疗后即清除了所有病变组织且无任何色素沉着病例。

最新的一项研究显示，对 20 例病变采用单一超脉冲 CO_2 激光治疗（波长 10 600 nm），在之后 9 个月的随访中，仅 2 例复发。所有患者早期均接受过其他治疗，治疗后副作用包括炎症后色素沉着[69]。最近的一项研究有 20 名患者参与，研究者将气化点阵 CO_2 激光与超脉冲 CO_2 激光治疗在治疗睑黄疣时的疗效进行了比较，得出结论：气化点阵 CO_2 激光治疗后恢复期较短[71]，且患者满意度更高，上述差异在睑黄疣斑块面积较大的患者中尤为突出。在治疗巨大睑黄疣的案例中，12 名患者接受了超脉冲 CO_2 治疗，治疗重复 3~4 次，两次治疗之间间隔 15 日，治疗结束后所有病变组织均得以清除，在此后 6 个月的随访中，仅 1 名患者复发[72]。

气化激光设备已成功用于疾病治疗，但非气化设备有望进一步降低治疗风险，也可同时避免损伤、局部注射麻醉及缩短恢复期[73, 74]。但是随后的 1 例病例报告则提出了异议。这一报告对 37 名患者共 76 个病变部位采用了波长 1 064 nm 与 532 nm 的 Nd:YAG 激光治疗，结果均告无效，甚至更高的治疗参数也无济于事[68, 74]。而非气化设备，特别是 PDL，则具有极佳的应用前景。一项研究显示，对 20 名患者共 38 个病变部位采用 585 nm 的 PDL

激光治疗，治疗重复 5 次，每次治疗间隔 2~3 周，约 2/3 的患者病变部位改善 50% 以上，1/4 的患者病变部位改善超过 75%。一项新的研究中，采用非气化 1 450 nm 半导体激光治疗睑黄疣，研究结果显示，16 名患者中有 12 名（75%）取得了中等至显著的疗效 [75]。

除此以外，也有证据表明，非气化点阵嫩肤术可作为补充治疗手段，用于睑黄疣的治疗。1 份病例报道称，1 名 52 岁女性，睑黄疣形成 4 年，接受 1 550 nm 掺铒点阵激光治疗 [76]，经 7 次治疗，每次治疗间隔 4~11 周，所有治疗结束后，患者接近痊愈。

9.8 眼周皮肤附属结构病变的治疗

激光可成功地去除正常和异常的眼周皮肤附属器，包括去除多余及正常的毛发、治疗汗管瘤和汗腺囊瘤。

激光脱毛可用于去除多余的毛发，这项技术具有实用性，且效果多为永久性 [77, 78]。激光脱毛针对的靶点多为毛囊中的黑色素，而采用强脉冲光设备操作时，往往也有较好效果 [79]。激光治疗后，临床和组织学观察可见毛囊的消除和破坏 [77]，因为治疗时将黑色素作为靶点，因此金发或白发对激光脱毛不敏感。非正常的毛发组织在治疗时也可能被当作靶点，决定因素在于其是否还含有色素。一项研究中，10 名倒睫患者接受红宝石激光治疗，证实激光用于眼周脱毛是有效的。参数设置为能量密度 3 J/cm²，光斑大小 3 mm，6 名患者在接受 1~3 次治疗后，倒睫得以完全治愈；另有 3 名患者症状得以缓解；1 名患者失访。这项研究的要义在于，无任何并发症的报道且所有患者耐受性良好。异常的附件肿瘤，最常见的为汗管瘤和汗腺囊瘤，也可行激光治疗。汗管瘤和汗腺囊瘤是良性附属器肿瘤，可以单发、多发或呈斑疹性病变 [80-82]。以实质上来看，有效的治疗需破坏病损部位，这可以通过切除术、电烧灼、磨皮

得以实现，也可采用其他的有创方式治疗，但这些治疗有形成瘢痕、色素沉着的风险。利用激光移除破坏病变部位，其好处是疗效较好且可最大限度地降低并发症的发生率。

眼周汗管瘤的治疗，其挑战在于，医师需充分考虑病损类型及数量、患者的皮肤类型，从而选择最为适宜的治疗方案。一项报道显示，对 10 名眼周多发汗管瘤患者采用气化 CO₂ 激光治疗，治疗参数设置为能量密度 5 J/cm²、作用时间 0.2 s、光斑大小 3 mm [83]。在治疗后随访，随访时间的中位数为 16 个月，结果显示：每次治疗操作重复 2~4 次，在接受 1~4 次治疗后，所有患者的汗管瘤得以清除治愈。不良反应包括：所有患者均存在短暂性红斑，持续时间 6~12 周；1 名皮肤光型 Ⅳ 的患者出现色素沉着，在接受 8~12 周的治疗后得以恢复。

研究对 35 名眼周汗管瘤患者采用气化点阵 CO₂ 激光治疗，所有患者接受 2 次治疗，两次治疗间隔 1 个月。对下睑部进行操作时激光能量分 2 次或 3 次释放，能量设置为 100 mJ，密度 100 点/cm²。治疗后 2 个月临床症状得以改善，大多数患者有轻度至中度改善，仅 3 名患者有超过 75% 的病变部位被治愈 [84]。这一结果可能与点阵设备自身特性有关，在使用点阵激光治疗病变部位时，激光作用点的大小不足以造成病损部位的完全损伤和破坏，因此需多次、联系治疗方可取得较为理想的治疗效果 [85]。铒激光对治疗汗管瘤也有效。在一项包含 104 名受试者的研究中涉及多种皮肤病变损伤，其中部分受试者为汗管瘤患者，采用 Er:YAG 激光进行治疗，参数设置为脉冲时间 0.350 ms，能量 0.1~1.7 J，结果显示病变部位得以成功清除 [86]。汗管瘤患者的病变得以清除，对周围组织造成的热损伤极小，取得了极为显著的改善容貌外观的效果。

有报道显示，更多的新型手段已用于汗管瘤的治疗。一项研究中，采用多孔隙法结合 CO₂ 激光，对 11 名汗管瘤患者进行治疗 [87]。与嫩肤术和皮肤切除术不同，医师在病变部位制造了几个较深的孔

隙，之后再利用气化激光通过这些孔隙对病灶部位进行治疗。这一处理是为了使激光能够到达病变部位的较深层。11 名接受治疗的患者中，10 名为眶周汗管瘤，1 名为会阴部汗管瘤，治疗进行 1~4 个周期。所有患者均获得了较好至极佳的疗效，且无严重并发症的报道。另一组在进行研究时，将文身方式与激光巧妙结合，用于汗管瘤的治疗[88]。在此项研究中，眼周多发性汗管瘤治疗时，采用 CO_2 激光将病损部位的表皮进行剥脱处理；之后，在汗管瘤的发病部位，利用离子渗透技术导入黑色墨水形成文身；最后，再利用 Q 开关翠绿宝石激光对病变部位进行治疗，在治疗结束 1 周后对治疗效果进行评估，汗管瘤已完全治愈。这项研究中仅存的比较严重的不良反应为，1 例皮肤光型 V 型的患者，在治疗后出现色素沉着，且持续存在 2 个月以上。

激光治疗对汗腺囊瘤同样有效。特别是有报道称，采用 PDL 治疗汗腺囊瘤取得了较好成效，这一结果出乎意料，因为尚不清楚 PDL 在治疗汗腺囊瘤时其作用靶点是什么。有报道提出，采用 585 nm 的 PDL 激光，能量密度 7.0~7.5 J/cm²，两次治疗间隔 6~8 周[89]，4 次治疗后病灶几乎完全消除。但是其他报道在使用 PDL 治疗时并未取得如此成效，因此对这一治疗方案的真实有效性提出了质疑[90]。但与预期相同，气化激光技术，如 CO_2 激光，在治疗汗腺囊瘤方面真实有效[91]。理论上看，这一治疗手段确有依据，通过破坏囊瘤壁结构的完整性，确实可以使病灶本身遭到分解、破坏。

激光可以用于治疗眶周皮肤附属器的病变且效果良好，但是某些病损仍需进行电烧灼或手术切除[92, 93]，上述操作在某些情况下是可取的，如治疗巨大的肿物时，切除或烧灼更便于医师操作。考虑到在实际临床工作中，部分医院可能不具备使用激光治疗的条件，因此本章节的作者并不鼓励所有的临床医师一味将激光治疗作为首选，而应根据实际情况，酌情考虑将其作为替代治疗的方案。

9.9 安全性及并发症（含禁忌证

应用激光解决眶周问题可导致一系列□□□的安全问题。医师需熟知这些问题，并采取相□□□措施保护自己、同事及患者。长久以来，激光□□眼睛的损伤都是激光应用过程中的一大危险。□□□是以眼周黑色素及脉管系统为靶点进行激光治□□。这一危险将增加。因角膜和巩膜具有较高□□□量，因此在行激光嫩肤术时，其受损伤的风险□□□。

在实际操作中，如果存在眼部损伤的□□，则每个人都必须佩戴防护眼镜。对医师和相□□□作人员来说，必须佩戴护目镜，其光密度（O□□为 4 或更大。OD 计算方法为 $\lg(1/T)$。其中□□□透过眼镜的透光率。每副护目镜的 OD 根据波□□□同而有所差异，因此应在眼镜上给予标注，而□□□依靠镜片颜色的不同来决定佩戴哪副护目镜□。

对于患者，可以使用外置型或内置型□□罩。当激光不在或并未直接作用于眼睑区域时，□□用外置的不透明的眼部防护罩即可，除此以外□□须使用内置型眼罩。当选择内置型眼罩时，应□□非反射式金属防护罩。某些医师在进行非激光□□时给患者使用塑料内置型眼罩，对绝大多数激□□□具有防御作用，如 CO_2 激光，因其可穿透塑□□□□对眼部造成损伤。眼部麻醉滴剂可减轻患者□□□内置型眼罩时的不适，对多数患者来说，对内□□□眼罩均具有较好的耐受度。

尽管有激光操作的安全守则，仍有□□□示，在进行眶周激光治疗时有并发症出现，尤□□在防护措施不到位的情况下，并发症更为多见[100]。并发症包括虹膜萎缩、虹膜后粘连、虹□□素分散、前葡萄膜炎、睑外翻和失明。在这些□□中，大多数患者仅闭上眼睛，或用双手捂住眼□□或外置型眼罩未能完全遮盖眼部区域，其中部□□列的患者接受了眉下部的激光脱毛术。在使用□□的激光头对靶点进行治疗时，外置型眼罩往往□□以便操作。在对眉下部进行激光脱毛操作时□□于激光作用与 Bell 现象，患者的眼睛存在极□□□损伤的风险。

即使防护到位，患者在接受眶周激光治疗时仍能感受到脉冲光。这种脉冲被认为对视网膜感光细胞有激发作用。这一问题被认为是安全隐患，但是目前没有任何证据显示其会对眼部造成损伤。在一项研究中，5 名严重倒睫患者接受半导体激光治疗，研究人员在治疗前后对其进行了眼科检查[101]，检查项目包括裂隙灯、眼底镜、瞳孔、视网膜检查。有 3 名患者在治疗过程中感觉到了脉冲光闪动，但在治疗结束后这 3 名患者的所有眼科检查项目均未见明显异常。

除眼部损伤外，激光治疗还有其本身固有的风险，如烧伤、烫伤。尤其是在周围环境中存在易燃物品，如窗帘、纸张、酒精（乙醇），以及周围有供氧设备时[102, 103]。因此，应移除治疗区域内的一切易燃物品。此外，当镇静患者需吸氧时，应使用

喉罩或气管插管以减少易燃气体的释放。湿的手术巾有助于灭火，也可将其包裹于喉罩或气管插管的外接口部分[103]。空气中的病原体（如病毒）及激光治疗中的极小的组织碎片也是危险因素，这些因素是否给激光治疗造成危险尚待进一步证实[104]。但是适当的通风、持续的真空状态、佩戴手套和口罩，有助于防止危害的发生。

总结

激光在眼周皮肤问题的治疗及美容方面的价值不可限量，其可用于嫩肤、改善色素沉着、消除血管病变、改善黑眼圈、治疗睑黄疣及眼周附件肿瘤。可以预见，在不久的将来，随着现有技术的不断完善及新型技术的发展，眼周相关问题的治疗及改善将会更有成效且更为安全。

参·考·文·献

[1] Maiman TH(1960)Stimulated optical radiation in Ruby. Nature 187(4736):493–494. doi:10.1038/187493a0

[2] Anderson R, Parrish J(1983)Selective photothermolysis:precise microsurgery by selective absorption of pulsed radiation. Science 220(4596):524–527. doi:10.1126/science.6836297

[3] Weiss ET, Brauer JA, Anolik R, Reddy KK, Karen JK, Hale EK, Brightman LA, Bernstein L, Geronemus RG(2013)1927-nm fractional resurfacing of facial actinic keratoses:a promising new therapeutic option. J Am Acad Dermatol 68(1):98–102. doi:10.1016/j. jaad.2012.05.033

[4] Brightman LA, Brauer JA, Anolik R, Weiss E, Karen J, Chapas A, Hale E, Bernstein L, Geronemus RG(2009)Ablative and fractional ablative lasers. Dermatol Clin 27(4):479–489. doi:10.1016/j. det.2009.08.009, vi–vii

[5] Manstein D, Herron GS, Sink RK, Tanner H, Anderson RR(2004)Fractional photothermolysis:a new concept for cutaneous remodeling using micro-scopic patterns of thermal injury. Lasers Surg Med 34(5):426–438. doi:10.1002/lsm.20048

[6] Sukal SA, Chapas AM, Bernstein LJ, Hale EK, Kim KH, Geronemus RG(2008)Eyelid tightening and improved eyelid aperture through nonablative fractional resurfacing. Dermatol Surg:Off Publi Am Soc Dermatol Surg [et al] 34(11):1454–1458. doi:10.1111/j.1524-4725.2008.34308.x

[7] Kotlus BS(2010)Dual-depth fractional carbon dioxide laser resurfacing for periocular rhytidosis. Dermatol Surg:Off Publi Am Soc Dermatol Surg [et al] 36(5):623–628.doi:10.1111/ j.1524-4725.2010.01516.x

[8] Fife DJ, Fitzpatrick RE, Zachary CB(2009)Complications of fractional CO_2 laser resurfacing:four cases. Lasers Surg Med 41(3):179–184. doi:10.1002/lsm.20753

[9] Behroozan DS, Goldberg LH, Dai T, Geronemus RG, Friedman PM(2006)Fractional photothermolysis for the treatment of surgical scars:a case report. J Cosmetic Laser Therapy:Off Publ Eur Soc Laser Dermatol 8(1):35–38. doi:10.1080/14764170600607251

[10] Kunishige JH, Katz TM, Goldberg LH, Friedman PM(2010) Fractional photothermolysis for the treatment of surgical scars. Dermatol Surg:Off Publi Am Soc Dermatol Surg [et al] 36(4):538–541. doi:10.1111/ j.1524-4725.2010.01491.x

[11] Weiss ET, Chapas A, Brightman L, Hunzeker C, Hale EK, Karen JK, Bernstein L, Geronemus RG(2010)Successful treatment of atrophic postoperative and traumatic scarring with carbon dioxide ablative fractional resurfacing:quantitative volumetric scar improvement. Arch Dermatol 146(2):133–140. doi:10.1001/archdermatol.2009.358

[12] Bastiaens M, ter Huurne J, Gruis N, Bergman W, Westendorp R, Vermeer BJ, Bouwes Bavinck JN(2001)The melanocortin-1-receptor gene is the major freckle gene. Hum Mol Genet 10(16):1701–1708

[13] Bastiaens M, Hoefnagel J, Westendorp R, Vermeer BJ, Bouwes Bavinck JN(2004)Solar lentigines are strongly related to sun exposure in contrast to ephelides. Pigment Cell Res/sponsored by the European Society for Pigment Cell Research and the International Pigment Cell Society 17(3):225–229. doi:10.1111/

j.1600-0749.2004.00131.x

[14] Lodish MB, Stratakis CA(2011)The differential diagnosis of familial lentiginosis syndromes. Fam Cancer 10(3):481–490. doi:10.1007/s10689-011-9446-x

[15] Taylor CR, Anderson RR(1993)Treatment of benign pigmented epidermal lesions by Q-switched Ruby laser. Int J Dermatol 32(12):908–912. doi:10.1111/j.1365-4362.1993.tb01417.x

[16] Shimbashi T, Kamide R, Hashimoto T(1997)Long-term follow-up in treatment of Solar Lentigo and Café-au-Lait Macules with Q-switched Ruby laser. Aesthetic Plast Surg 21(6):445–448. doi:10.1007/s002669900155

[17] Brauer JA, McDaniel DH, Bloom BS, Reddy KK, Bernstein LJ, Geronemus RG(2014)Nonablative 1927 nm fractional resurfacing for the treatment of facial photopigmentation. J Drugs Dermatol 13(11):1317–1322

[18] Price HN, Schaffer JV(2010)Congenital melanocytic nevi-when to worry and how to treat: facts and contro-versies. Clin Dermatol 28(3):293–302. doi:10.1016/j. clindermatol.2010.04.004

[19] Soden CE, Smith K, Skelton H(2001)Histologic features seen in changing nevi after therapy with an 810 nm pulsed diode laser for hair removal in patients with dysplastic nevi. Int J Dermatol 40(8):500–504. doi:10.1046/j.1365-4362.2001.01251.x

[20] Lim JY, Jeong Y, Whang KK(2009)A combination of dual-mode 2, 940 nm Er:YAG laser ablation with surgical excision for treating medium-sized congenital melanocytic nevus. Ann Dermatol 21(2):120. doi:10.5021/ad.2009.21.2.120

[21] Rajpar SF, Abdullah A, Lanigan SW(2007)Er:YAG laser resurfacing for inoperable medium-sized facial congenital melanocytic naevi in children. Clin Exp Dermatol 32(2):159–161. doi:10.1111/j.1365-2230. 2006.02286.x

[22] Kishi K, Okabe K, Ninomiya R, Konno E, Hattori N, Katsube K, Imanish N, Nakajima H, Nakajima T(2009)Early serial Q-switched ruby laser therapy for medium-sized to giant congenital melanocytic naevi. Br J Dermatol 161(2):345–352. doi:10.1111/j.1365-2133.2009.09153.x

[23] Lee SE, Choi JY, Hong KT, Lee KR(2015)Treatment of acquired and small congenital melanocytic nevi with combined Er:YAG laser and long-pulsed alexan-drite laser in Asian skin. Dermatol Surg:Off Publi Am Soc Dermatol Surg [et al] 41(4):473–480. doi:10.1097/ dss.0000000000000288

[24] Franceschini D, Dinulos JG(2015)Dermal melanocytosis and associated disorders. Curr Opin Pediatr 26(4):480–485. doi:10.1097/mop.0000000000000247

[25] Magarasevic L, Abazi Z(2013)Unilateral open-angle glaucoma associated with the ipsilateral nevus of ota. Case Rep Ophthalmol Med 2013:924937. doi:10.1155/2013/924937

[26] Teekhasaenee C(1990)Ocular findings in oculodermal melanocytosis. Arch Ophthalmol 108(8):1114. doi:10.1001/archopht.1990.01070100070037

[27] Chan HH, Ying S-Y, Ho W-S, Kono T, King WW(2000)An in vivo trial comparing the clinical efficacy and complications of Q-switched 755 nm alexandrite and Q-switched 1064 nm Nd:YAG lasers in the treatment of nevus of ota. Dermatol Surg 26(10):919–922. doi:10.1046/j.1524-4725.2000.026010919.x

[28] Lowe NJ, Wieder JM, Sawcer D, Burrows P, Chalet M(1993) Nevus of Ota:treatment with high energy fluences of the Q-switched ruby laser. J Am Acad Dermatol 29(6) 001. doi:10.1016/0190-9622(93)70280-7

[29] Tse Y, Levine VJ, McClain SA, Ashinoff R(1994)T oval of cutaneous pigmented lesions with the Q-switch aser and the Q-switched neodymium:yttrium-aluminum- aser. J Dermatol Surg Oncol 20(12):795–800.doi:10.1 524-4725.1994. tb03707.x

[30] Wang H-W, Liu Y-H, Zhang G-K, Jin H-Z, Zuo iang G-T, Wang J-B(2007)Analysis of 602 Chinese cases of Ota and the treatment results treated by Q-switched alex laser. Dermatol Surg 33(4):455–460.doi:10.1111/j.15 4725.2007.33093.x

[31] Chan HH, L-k L, Wong DSY, Leung RSC, S-y Y, C-f L, W-s H, Chua JKH(2001)Nevus of Ota:a new classification based on the response to laser treatment. Lasers Surg Med 28(3):267–272. doi:10.1002/ lsm.1049

[32] Anderson RR(1993)Cosmetic tattoo ink darkening. Arch Dermatol 129(8):1010. doi:10.1001/ archderm. 1993.01680290082012

[33] Geronemus RG(1996)Surgical pearl:Q-switched Nd:YAG laser removal of eyeliner tattoo. J Am Acad Dermatol 35(1):101–102. doi:10.1016/s0190-9622(96)90504-6

[34] Mafong EA, Kauvar AN, Geronemus RG(2003)Surgical pearl:removal of cosmetic lip-liner tattoo with the pulsed carbon dioxide laser. J Am Acad Dermatol 48(2):271–272. doi:10.1067/ mjd.2003.29

[35] Wang CC, Huang CL, Yang AH, Chen CK, Lee SC, Leu FJ(2010)Comparison of two Q-switched lasers and a short-pulse erbium-doped yttrium aluminum garnet laser for treatment of cosmetic tattoos containing titanium and iron in an animal model. Dermatol Surg:Off Publi Am Soc Dermatol Surg [et al] 36(11):1656– 1663. doi:10.1111/j.1524-4725.2010.01714.x

[36] Collins Finn M, Glowacki J, Mulliken JB(1983)Congenital vascular lesions:clinical application of a new classification. J Pediatr Surg 18(6):894–900. doi:10.1016/s0022-3468(83)80043-8

[37] Waner M, North PE, Scherer KA, Frieden IJ, Waner A, Mihm MC(2003)The nonrandom distribution of facial hemangiomas. Arch Dermatol 139(7):869–875. doi:10.1001/ archderm.139.7.869

[38] Ceisler E, Blei F(2003)Ophthalmic issues in hemangiomas of infancy. Lymphat Res Biol 1(4):321–330. doi:10.1089/153968503322758148

[39] Mulliken JB, Fishman SJ, Burrows PE(2000)Vascular anomalies. Curr Probl Surg 37(8):517–584. doi:10.1016/s0011-3840(00)80013-1

[40] Hunzeker CM, Geronemus RG(2010)Treatment of superficial infantile hemangiomas of the eyelid using the 595-nm pulsed dye laser. Dermatol Surg:Off Publi Am Soc Dermatol Surg [et al] 36(5):590–597. doi:10.1111/j.1524-4725.2010.01511.x

[41] Batta K, Goodyear HM, Moss C, Williams HC, Hiller L, Waters R(2002)Randomised controlled study of early pulsed dye laser treatment of uncomplicated childhood haemangiomas:results of a 1-year analysis. Lancet 360(9332):521–527. doi:10.1016/s0140-6736(02)09741-6

[42] Jacobs AH, Walton RG(1977)The incidence of birthmarks in the Neonate. Obstet Gynecol Surv 32(2):94–95. doi:

10.1097/00006254-197702000-00014

[43] Holy A(1992)Treatment of periorbital portwine stains with the flashlamp-pumped pulsed dye laser. Arch Ophthalmol 110(6):793. doi:10.1001/archo pht.1992.01080180065029

[44] Barsky SH, Rosen S, Geer DE, Noe JM(1980)The nature and evolution of port wine stains:a computer-assisted study. J Invest Dermatol 74(3):154–157. doi:10.1111/1523-1747.ep12535052

[45] Geronemus RG, Ashinoff R(1991)The medical necessity of evaluation and treatment of port-wine stains. J Dermatol Surg Oncol 17(1):76–79

[46] Chapas AM, Eickhorst K, Geronemus RG(2007)Efficacy of early treatment of facial port wine stains in newborns:a review of 49 cases. Lasers Surg Med 39(7):563–568. doi:10.1002/lsm.20529

[47] Faurschou A, Togsverd-Bo K, Zachariae C, Haedersdal M (2009)Pulsed dye laser vs. intense pulsed light for port-wine stains:a randomized side-by-side trial with blinded response evaluation. Br J Dermatol 160(2):359–364.doi:10.1111/j.1365-2133.2008.08993.x

[48] Izikson L, Nelson JS, Anderson RR(2009)Treatment of hypertrophic and resistant port wine stains with a 755nm laser:a case series of 20 patients. Lasers Surg Med 41(6):427–432. doi:10.1002/lsm.20793

[49] Renfro L(1993)Anatomical differences of port-wine stains in response to treatment with the pulsed dye laser. Arch Dermatol 129(2):182. doi:10.1001/ archderm.1993.01680230066007

[50] Bagazgoitia L, Boixeda P, Lopez-Caballero C, Beà S, Santiago JL, Jaén P(2008)Venous malformation of the eyelid treated with pulsed-dye-1064-nm neodymium yttrium aluminum garnet sequential laser:an effective and safe treatment. Ophthal Plas Reconst Surg 24(6):488–490. doi:10.1097/iop.0b013e31818bed57

[51] Hare McCoppin HH, Goldberg DJ(2010)Laser treatment of facial telangiectases:an update. Dermatol Surg 36(8):1221–1230. doi:10.1111/j. 1524-4725.2010.01613.x

[52] Dawn G, Gupta G(2003)Comparison of potassium titanyl phosphate vascular laser and hyfrecator in the treatment of vascular spiders and cherry angiomas. Clin Exp Dermatol 28(6):581–583. doi:10.1046/ j.1365-2230.2003.01352.x

[53] Collyer J, Boone SL, White LE, Rademaker A, West DP, Anderson K, Kim NA, Smith S, Yoo S, Alam M(2010) Comparison of treatment of cherry angiomata with pulsed-dye laser, potassium titanyl phosphate laser, and electrodesiccation:a randomized controlled trial. Arch Dermatol 146(1):33–37. doi:10.1001/ archdermatol.2009.318

[54] Lai SW, Goldman MP(2007)Treatment of facial reticular veins with dynamically cooled, variable spotsized 1064 nm Nd:YAG laser. J Cosmet Dermatol 6(1):6–8. doi:10.1111/j.1473-2165.2007.00256.x

[55] Clark C, Cameron H, Moseley H, Ferguson J, Ibbotson SH(2004)Treatment of superficial cutaneous vascular lesions:experience with the KTP 532 nm laser. Lasers Med Sci 19(1):1–5. doi:10.1007/ s10103-004-0294-x

[56] Sud AR, Tan ST(2010)Pyogenic granulomatreatment by shave-excision and/or pulsed-dye laser. J Plast Reconstr Aesthet Surg 63(8):1364–1368. doi:10.1016/j.bjps.2009.06.031

[57] Karen JK, Hale EK, Geronemus RG(2010)A simple solution to the common problem of ecchymosis. Arch Dermatol 146(1):94–95. doi:10.1001/ archdermatol.2009.343

[58] Friedmann DP, Goldman MP(2015)Dark circles: etiology and management options. Clin Plast Surg 42(1):33–50. doi:10.1016/j.cps.2014.08.007

[59] Epstein JS(1999)Management of infraorbital dark circles:a significant cosmetic concern. Arch Facial Plast Surg 1(4):303–307. doi:10.1001/archfaci.1.4.303

[60] Roh MR, Chung KY(2009)Infraorbital dark circles:definition, causes, and treatment options. Dermatol Surg 35(8):1163–1171. doi:10.1111/j.1524-4725. 2009.01213.x

[61] Momosawa A, Kurita M, Ozaki M, Miyamoto S, Kobayashi Y, Ban I, Harii K(2008)Combined therapy using Q-switched ruby laser and bleaching treatment with tretinoin and hydroquinone for periorbital skin hyperpigmentation in Asians. Plast Reconstr Surg 121(1):282–288. doi:10.1097/01.prs.0000293869. 00522. ec

[62] Watanabe S, Nakai K, Ohnishi T(2006)Condition known as "dark rings under the eyes" in the Japanese population is a kind of dermal melanocytosis which can be successfully treated by Q-switched ruby laser. Dermatol Surg 32(6):785–789. doi:10.1111/j.1524-4725.2006.32161.x

[63] West TB, Alster TS(1998)Improvement of infraorbital hyperpigmentation following carbon dioxide laser resurfacing. Dermatol Surg 24(6):615–616. doi:10.1111/j.1524-4725.1998. tb04216.x

[64] Esmat S, Abdel-Halim MR, Fawzy MM, Nassef S, Esmat S, Ramzy T, El Fouly ES(2015)Are normolipidaemic patients with xanthelasma prone to atherosclerosis? Clin Exp Dermatol 40(4):373–378. doi:10.1111/ced.12594

[65] Rohrich RJ, Janis JE, Pownell PH(2002)Xanthelasma palpebrarum:a review and current management principles. Plast Reconstr Surg 110(5):1310–1314. doi:10.1097/00006534-200210000-00016

[66] Borelli C, Kaudewitz P(2001)Xanthelasma palpebrarum: treatment with the erbium:YAG laser. Lasers Surg Med 29(3):260–264. doi:10.1002/lsm.1117

[67] Karsai S, Czarnecka A, Raulin C(2010)Treatment of xanthelasma palpebrarum using a pulsed dye laser. Dermatol Surg 36(5):610–617. doi:10.1111/j.1524-4725.2010.01514.x

[68] Karsai S, Schmitt L, Raulin C(2009)Is Q-switched neodymium-doped yttrium aluminium garnet laser an effective approach to treat xanthelasma palpebrarum? Results from a clinical study of 76 cases. Dermatol Surg 35(12):1962–1969. doi:10.1111/j.1524-4725. 2009.01314.x

[69] Pathania V, Chatterjee M(2015)Ultrapulse carbon dioxide laser ablation of xanthelasma palpebrarum:a case series. J Cutan Aesthetic Surg 8(1):46–49. doi:10.4103/0974-2077.155084

[70] Raulin C, Schoenermark MP, Werner S, Greve B(1999) Xanthelasma palpebrarum:treatment with the ultrapulsed CO_2 laser. Lasers Surg Med 24(2):122–127. doi:10.1002/(sici)1096-9101(1999)24:2<122: aid-lsm7>3.0.co;2-6

[71] Esmat SM, Elramly AZ, Abdel Halim DM, Gawdat HI, Taha HI(2014)Fractional CO_2 laser is an effective therapeutic modality for xanthelasma palpe-brarum:a randomized clinical

trial. Dermatol Surg:Off Publi Am Soc Dermatol Surg [et al] 40(12):1349– 1355. doi:10.1097/dss.0000000000000172

[72] Corradino B, Di Lorenzo S, Triolo A, Moschella F(2014)Laser treatment of giant xanthelasma palpebrarum. Lasers Med Sci. doi:10.1007/s10103-014-1664-7

[73] Fusade T(2007)Treatment of xanthelasma palpe-brarum by 1064-nm Q-switched Nd:YAG laser:a study of 11cases.BrJDermat ol0(0):071004160508022- doi:10.1111/j.1365-2133.2007.08194.x

[74] Fusade T(2011)About the treatment of xanthelasma palpebrarum using a 1, 064 Q-switched neodymium-doped yttrium aluminum garnet laser. Dermatol Surg:Off Publi Am Soc Dermatol Surg [et al] 37(3):403– 404. doi:10.1111/j.1524-4725.2011.01899.x

[75] Park EJ, Youn SH, Cho EB, Lee GS, Hann SK, Kim KH, Kim KJ(2011)Xanthelasma palpebrarum treatment with a 1, 450-nm-diode laser. Dermatol Surg:Off Publi Am Soc Dermatol Surg [et al] 37(6):791–796. doi:10.1111/j.1524-4725.2011.01945.x

[76] Katz TM(2009)Fractional photothermolysis. Arch Dermatol 145(10):1091. doi:10.1001/ archdermatol.2009.234

[77] Grossman MC, Dierickx C, Farinelli W, Flotte T, Anderson RR(1996)Damage to hair follicles by normal-mode ruby laser pulses. J Am Acad Dermatol 35(6):889–894. doi:10.1016/s0190-9622(96)90111-5

[78] Ibrahimi OA, Avram MM, Hanke CW, Kilmer SL, Anderson RR(2011)Laser hair removal. Dermatol Ther 24(1):94–107. doi:10.1111/j.1529-8019.2010.01382.x

[79] Toosi P, Sadighha A, Sharifian A, Razavi GM(2006)A comparison study of the efficacy and side effects of different light sources in hair removal. Lasers Med Sci 21(1):1–4. doi:10.1007/s10103-006-0373-2

[80] D'Andrea M, Reggiani C, Fasano D, Betts CM, Montanari F, Lanzoni A, Reggiani M, Foschini MP(2013)Tumours of the skin adnexa:a case series with focus on multiple segmental forms. Pathologica 105(6):337–341

[81] Patrizi INSMEA(1998)Syringoma:a review of twenty-nine cases. Acta Derm Venereol 78(6):460– 462. doi:10.1080/000155598442791

[82] Smith JD(1973)Hidrocystomas. Arch Dermatol 108(5):676. doi:10.1001/archderm.1973.016202600 26008

[83] Wang JI, Roenigk HH(1999)Treatment of multiple facial syringomas with the carbon dioxide(CO$_2$)laser. Dermatol Surg 25(2):136–139. doi:10.1046/ j.1524-4725.1999.08111.x

[84] Cho SB, Kim HJ, Noh S, Lee SJ, Kim YK, Lee JH(2011) Treatment of syringoma using an ablative 10, 600-nm carbon dioxide fractional laser:a prospective analysis of 35 patients. Dermatol Surg:Off Publi Am Soc Dermatol Surg [et al] 37(4):433–438. doi:10.1111/j.1524-4725.2011.01915.x

[85] Brightman L, Geronemus R(2011)Commentary:treatment of syringoma using an ablative 10, 600-nm carbon dioxide fractional laser. Dermatol Surg:Off Publi Am Soc Dermatol Surg [et al] 37(4):439–440. doi:10.1111/j.1524-4725.2011.01936.x

[86] Riedel F, Windberger J, Stein E, Hormann K(1998)Treatment of periocular skin changes with the erbium:YAG laser. Der Ophthalmologe 95(11):771–775. doi:10.1007/s003470050351

[87] Park HJ, Lee D-Y, Lee J-H, Yang J-M, Lee ES, Kim W-S(2007) The treatment of syringomas by CO$_2$ laser using a multiple-drilling method. Dermatol Surg 33(3):310–313.doi:10.1111/j.1524-4725.2007.33065.x

[88] Park HJ, Lim SH, Kang HA, Byun DG, Houh D(2001) Temporary tattooing followed by Q-switchedalexandrite laser for treatment of syringomas. Dermatol Surg 27(1):28–30. doi:10.1046/j.1524-4725.2001.00188.x

[89] Tanzi E, Alster TS(2001)Pulsed dye laser treatment of multiple eccrine hidrocystomas:a novel approach. Dermatol Surg 27(10):898–900. doi:10.1046/j.1524-4725.2001.01078.x

[90] Choi JE, Ko NY, Son SW(2007)Lack of effect of the pulsed-dye laser in the treatment of multiple eccrine hidrocystomas. Dermatol Surg 33(12):1513–1515. doi:10.1097/00042728-200712000-00018

[91] Madan V, August PJ, Ferguson J(2009)Multiple eccrine hidrocystomas-response to treatment with carbon dioxide and pulsed dye lasers. Dermatol Surg:Off Publi Am Soc Dermatol Surg [et al] 35(6):1015–1017. doi:10.1111/j.1524-4725.2009.01177.x

[92] Al Aradi IK(2006)Periorbital syringoma:a pilot study of the efficacy of low-voltage electrocoagula-tion. Dermatol Surg 32(10):1244–1250. doi:10.1111/ j.1524-4725.2006.32284.x

[93] Gupta S, Handa U, Handa S, Mohan H(2001)The efficacy of electrosurgery and excision in treating patients with multiple apocrine hidrocystomas. Dermatol Surg 27(4):382–384. doi:10.1046/j.1524-4725.2001.00210.x

[94] Lin CC, Tseng PC, Chen CC, Woung LC, Liou SW(2011) Iritis and pupillary distortion after periorbital cosmetic alexandrite laser. Graefe's archive for clinical and experimental ophthalmology = Albrecht von Graefes Archiv fur klinische und experimentelle Ophthalmologie 249(5):783–785. doi:10.1007/ s00417-010-1554-z

[95] Lee WW, Murdock J, Albini TA, O'Brien TP, Levine ML(2011)Ocular damage secondary to intense pulse light therapy to the face. Ophthal Plast Reconstr Surg 27(4):263–265. doi:10.1097/ IOP.0b013e31820c6e23

[96] Elkin Z, Ranka MP, Kim ET, Kahanowicz R, Whitmore WG(2011)Iritis and iris atrophy after eyebrow epilation with alexandrite laser. Clinical Ophthalmol(Auckland, NZ)5:1733–1735. doi:10.2147/opth.s26035

[97] Halkiadakis I, Skouriotis S, Stefanaki C, Patsea E, Papakons-tatndinou D, Amariotakis A, Georgopoulos GT(2007)Iris atrophy and posterior synechiae as a complication of eyebrow laser epilation. J Am Acad Dermatol 57(2):S4–S5. doi:10.1016/ j. jaad.2006.07.024

[98] Hammes S, Augustin A, Raulin C, Ockenfels H-M, Fischer E(2007)Pupil damage after periorbital laser treatment of a port-wine stain. Arch Dermatol 143(3):392–394. doi:10.1001/ archderm.143.3.392

[99] Shulman S, Bichler I(2009)Ocular complications of laser-assisted eyebrow epilation. Eye 23(4):982–983. doi:10.1038/ eye.2008.436

[100] Le Jeune M, Autie M, Monnet D, Brezin AP(2007)Ocular complications after laser epilation of eyebrows. Eur J Dermatol 17(6):553–554. doi:10.1684/ ejd.2007.0287

[101] Pham RTH, Tzekov RT, Biesman BS, Marmor MF(2002) Retinal evaluation after 810 nm dioderm laser removal of eyelashes. Dermatol Surg 28(9):836–840. doi:10.1046/j.1524-4725.2002.02032.x

[102] Yardley IE, Donaldson LJ(2010)Surgical fires, a clear and present danger. Surgeon:J Royal Coll Surg Edinburgh Ireland 8(2):87–92. doi:10.1016/j. surge.2010.01.005

[103] Waldorf HA, Kauvar NB, Geronemus RG, Leffel DJ(1996) Remote fire with the pulsed dye laser:risk and prevention. J Am Acad Dermatol 34(3):503–506

[104] Weyandt GH, Tollmann F, Kristen P, Weissbrich B(2011) Low risk of contamination with human papilloma virus during treatment of condylomata acuminata with multilayer argon plasma coagulation and CO_2 laser ablation. Arch Dermatol Res 303(2):141–144. doi:10.1007/s00403-010-1119-3

10
PRP 治疗唇周和眼周年轻化

杨 域 雷霄璇 译

Gabriella Fabbrocini , Maria Carmela Annunziata ,
Caterina Mazzella , and Saverio Misso

10.1 简介

富血小板血浆（platelet-rich plasma，PRP）是自体的血小板经过离心浓缩在少量的血浆中，血小板可比作一个细胞储存器官，它可以产生、储存及释放各类生长因子，从而促进干细胞、间充质干细胞、纤维母细胞、原骨细胞及内皮细胞的增殖。

PRP 中含有多种生长因子，如血小板衍生生长因子（PDGF）、转化生长因子（TGF-α）、血管内皮生长因子（VEGF）、胰岛素样生长因子-1（IGF-1）、表皮生长因子（EGF）、碱性成纤维细胞生长因子

（bFGF）、转化生长因子-β1（TGF-β1）和血小板活化因子（PAF），通过细胞脱颗粒释放，可刺激骨与软组织的愈合。这些生长因子释放始于血小板激活聚集 10 分钟后，超过 95% 的生长因子在 1 小时内释放（图 10.1）。在 PRP 中添加凝血酶和钙离子可促使各种因子从血小板 α 颗粒中释放。

成人骨髓间充质干细胞、成骨细胞、成纤维细胞、内皮细胞和表皮细胞的细胞膜具有表达 PRP 中各类生长因子的受体，跨膜受体可激活细胞内信号蛋白。上述过程可促使细胞增殖、基质形成、成骨样改变、胶原合成等。

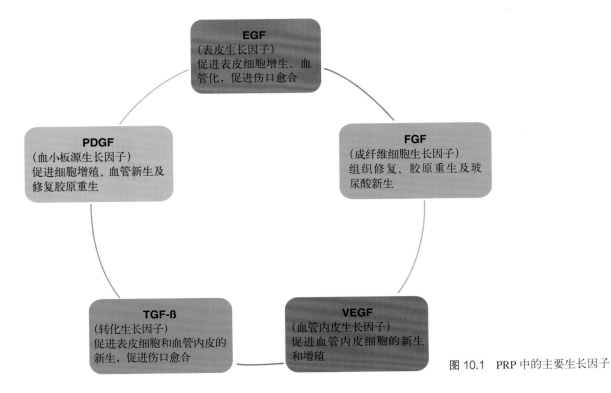

图 10.1　PRP 中的主要生长因子

需要强调的是，PRP 中类生长因子不能进入细胞或细胞器，因此不能诱导机体突变，所以 PRP 不会导致肿瘤的形成。

10.2 准备

血小板凝胶疗法的过程分为抗凝管采样、血小板富集、活化、质控试验和记录。

10.2.1 抗凝管采样

PRP 是从患者自身抽血分离制备的。40 ml 静脉血一般可产生 7~9 ml 的 PRP。PRP 的制备量会因血小板计数、使用的设备、技术方法的不同而有所差异。

抽血时，加入抗凝剂 [如枸橼酸葡萄糖 A（ACD）]，以防止血小板在使用前活化。PRP 的离心制备过程称为差速离心制备，差速离心制备是根据不同细胞及成分的离心力不同而使其分层。

制备 PRP 的方法有多种。

在 PRP 制备方法中，初次离心是分离红细胞，第二次离心为浓缩血小板，最后用少量的血清悬浮血小板。全血最初采用含抗凝剂的试管收集。

第一步，以恒定的加速度进行自旋分离红细胞。离心后全血分 3 层。上层，主要含有血小板和白细胞。中间层：称为白膜，有丰富的白细胞。底层：主要为红细胞。纯 PRP（P-PRP），上层和浅棕黄层被转移到一个空的无菌管中。富白细胞血小板（L-PRP），白膜层和下层少量的红细胞被全层转移，然后行第二次离心。第二次离心的力应该刚好有助于在试管底部形成细胞沉淀。上层主要为 PPP（乏血小板血浆）。细胞沉淀的上层被移除，预留 5 ml 血浆重悬细胞沉淀，悬浮液就是我们所需要的富含高浓度白细胞的 PRP。

10.2.1.1 PRP 制备法

（1）应用枸橼酸钠抗凝管（ACD）静脉采血获得全血。

（2）在离心前和离心过程中保持全血未冷却。

（3）第一次离心应用较小的离心力。

（4）第一次离心后上清液转移至另一个无菌管内（无抗凝剂试管）。

（5）用较高的离心力获得血小板沉淀（较大离心力）。

（6）离心后下 1/3 为富血小板血浆（PRP），上 2/3 为乏血小板血浆（PPP），在试管底部为血小板碎片。

（7）移除上部 PPP，重悬血小板沉淀物，可生成 5~7 ml 的 PRP。

10.2.1.2 白膜分离法

（1）离心前全血保存于 20~24℃温度下。

（2）全血在高速下离心。

（3）因密度不同分为 3 层：最下层为红细胞层，中间层为血小板和白细胞层，最上层为 PPP 层。

（4）离心后移走上层血清。

（5）转移白膜层到另外一试管中。

（6）离心机低速分离白细胞或采用细胞过滤器过滤白细胞。

10.2.1.3 商业 PRP 分离套管

市面上有许多 PRP 套管，其有助于重复制备 PRP。所有操作都由抽血（20~60 ml）和离心两个基本过程组成。这些套管在收集和浓缩血小板的能力上有较大差异，主要取决于制备方法和离心时间，不同套管系统最终获得不同浓度的血小板和白细胞的悬浮液。不同浓度的血小板和白细胞对生长因子浓度的影响较大，所以很难评估 PRP 套管的优劣。

PRP 制备套装通常可以分为较低浓度（2.5~3 倍基线浓度）和高浓度（5~9 倍基线浓度）两个类型。高浓度设备包括 Biomet GPS Ⅱ 和Ⅲ（血小板计数 3~8 倍基线浓度）、Havest Smart Prep APC +（4~6 倍基线浓度）和 Arteriocyte-Medtronic Magellan（3~7 倍基线浓度）。低浓度的系统包括 Arthrex ACP（2~3 倍基线浓度）、Cascade PRP 治疗（1~1.5 倍基线浓度）、西班牙维多利亚生物技术研究所生产的 PRGF（2~3 倍基线浓度）和 Regen PRP（Regen Laboratory，Mollens，Switzerland）。

10.2.2 细胞富集

根据笔者的经验，制备均质、成形的 PRP 凝胶，血小板浓度需要在 750 000~1 000 000/μl。该浓度血小板凝胶的形成需 5~7 分钟。PRP 获取后，行全血细胞计数，以血小板计数为基础对 PRP 进行稀释或浓缩。

10.2.3 激活

用自体凝血酶作为活化剂，步骤如下：采集另一个血液样本（抗凝剂 ACD 或枸橼酸钠），3 000 转 / 分离心 10 分钟，血浆上清液收集转移另外一无菌管中，1 ml 血浆中加入 0.2 ml 葡萄糖酸钙，在 37℃下孵育 15~30 分钟，用无菌管收集含凝血酶的上清液，冷冻保存，待用时可存放于 30℃ 环境中。为了生产凝胶，血小板浓缩物被放置在无菌盘中，然后加入活化剂，即每 10 ml PRP 中加入 1 ml 自体凝血酶和 1 ml 葡萄糖酸钙。此时可将混合物置于室温条件下。如凝集的时间长于预期，则可将该制剂在 37℃下孵育约 5 分钟，以促进凝集发生。

10.2.4 质量控制

血小板浓缩液必须是无菌的。因此，必须严格遵循无菌操作原则。每个步骤都必须经过质量控制测试，包括体积测定、血小板计数、白细胞计数和纤维蛋白原含量的测定。

10.2.5 记录

最终制备的 PRP 产品必须贴上标签，并标明患者姓名、出生日期、产品种类和制备日期。患者的个人资料和产品的类型也需要记录在案，并保存于输血中心。资料应记录：全面的体格检查及以下临床信息：一般卫生条件、生活方式（吸烟、酗酒）、家庭情况、行走能力、是否有闭塞性动脉疾病、是否有下肢深静脉血栓、是否有步行和（或）静息痛（站或躺）。

10.3 PRP 的安全性

PRP 是自体成分，具有安全性，同时无传染性疾病（HIV、HBV、HCV 等感染，以及西尼罗河热、雅克布病），因此被患者广泛接受。由于这种凝胶是自体来源，所以其可能比工业化生产的生长因子廉价，同时也包含了未在临床上应用的生长因子。患者对产品和生产过程接受度良好。

10.4 PRP 的潜在价值

促血管化；抗菌性；刺激结缔组织和上皮组织的形成；成骨性；安全（219/05 Law，DD.MM.3/3/05）；无毒性及组织损伤；自体来源；制备快速简便。

10.5 血小板凝胶产品的禁忌证

禁忌证包括：血小板减少症；血管性疾病；脓毒症；较大溃疡；患者年龄过小；HBV、HCV、HIV 阳性；急诊患者。

血小板凝胶治疗有两种相对禁忌证：①血流动力学不稳定、妊娠、恶性肿瘤感染和（或）骨髓炎；②自身难以获得或质量差、血小板减少等、血小板性疾病及服用影响血小板功能和（或）凝血的药物（如口服抗凝剂、肝素，口服非甾体抗炎药）。

10.6 PRP 的临床应用

通过离心方法提取血小板和血纤维蛋白成分（上层），然后注射或者应用到相应的区域（图 10.2）。

皮肤医学美容，PRP 已被用来治疗以下问题。
- 下肢静脉和动脉溃疡。
- 糖尿病足溃疡。
- 压疮（褥疮）。
- 皮肤移植供体部位。
- 一度、二度热烧伤。

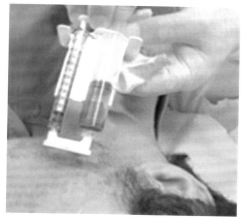

图 10.2 PRP 注射治疗

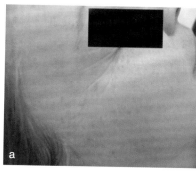 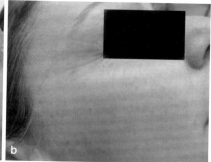

图 10.3 眼周治疗前（a）和治疗后（b）

• 浅伤、割伤、擦伤和外科手术的伤口。

• 脱发：PRP 已被证实可刺激休眠毛囊生长和刺激毛发生长。

• 创伤后瘢痕：PRP 结合脂肪移植和激光换肤可改善瘢痕外观。

• 面部年轻化：PRP 注射与其他治疗方法联合应用可治疗皱纹、光损伤。

在人体衰老过程中，成纤维细胞发挥关键作用。其与角质形成细胞、脂肪细胞和肥大细胞之间都有相互作用，其还是细胞外基质、蛋白质、糖蛋白、黏附分子和各种细胞因子的来源，通过激活角质 – 内皮细胞轴，增加成纤维细胞数量，从而保持皮肤的完整性。PRP 可增加真皮 – 表皮厚度、胶原蛋白和成纤维细胞的数量，是对皮肤年轻化非常有效的治疗方法：PRP 嫩肤即诱导角质形成细胞和成纤维细胞增殖，从而促进皮肤胶原重生，增加了皮肤弹性。

PRP 可用来收紧眼周皮肤（褶皱和细纹）（图 10.3）、脸颊和中面部、颈部较薄皮肤、下颌和面颊下区、手背和其他部位（如膝盖、手肘、上臂和妊娠纹）（图 10.4）。富血小板血浆（PRP）除了可用于丰唇、改善修饰唇形外，还可有助于皮肤恢复润泽和弹性（图 10.5）。

治疗可在局部麻醉或神经阻滞下进行。

PRP 联合其他的美容手段是有叠加效果的，如 PRP 和点阵激光联合应用可以增加皮肤弹性，减少术后色素沉着的发生，其机制为角质形成细胞、成纤维细胞和胶原的增生。

PRP 和纯脂肪颗粒的联合应用效果更好，其机制为 PRP 可促进脂肪干细胞的增殖和分化。

对于皮肤胶原流失、软组织体积萎缩及弹性减弱，这种联合应用可以重塑面部立体感和补充组织量，恢复面部组织的浅层密度。PRP 是一种相对容易获得的复合生长因子产品，可用于促进骨骼和软

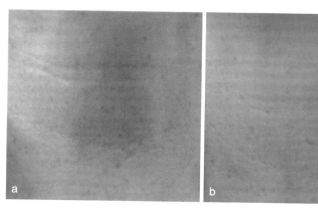 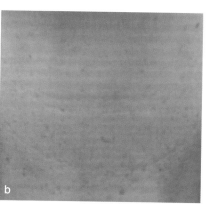

图 10.4 前颈部 PRP 治疗前（a）和治疗后（b）

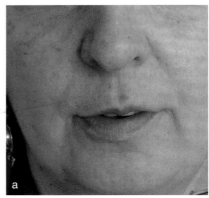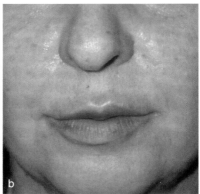

图 10.5　唇部 PRP 治疗前（a）和治疗后（b）

组织愈合。

10.7 PRP 和血小板纤维蛋白基质

　　PRP 中有丰富的纤维蛋白基质存在（PRFM）：纤维蛋白可以增强血小板类生长因子的作用效果。较低浓度的凝血酶促进纤维蛋白形成连接。纤维蛋白网状连接可以储存细胞因子和促进细胞迁移发生。瘢痕愈合重塑时期，纤维连接可延长 PRP 释放各类细胞因子的半衰期。因此，细胞因子可在伤口愈合初期促进细胞的增殖，从而减少瘢痕生成。

　　PRF 中的纤维蛋白网不同于 PRP。PRP 中的纤维蛋白会形成相对稳定的纤维蛋白，相对稳定的纤维蛋白含各类因子较少，促进细胞迁移的能力较弱。持续增加的凝血酶导致 PRP 快速凝固，可形成稳定的聚合材料。

　　PRFM 已有效地用于多种面部整形手术中，其可诱导真皮再生，可用于真皮和真皮下鼻唇沟填充、痤疮瘢痕的治疗和丰唇。

　　PRFM 可以混合自体活性脂肪细胞移植注射。血小板释放因子与纤维蛋白可提高移植成活率。这项技术已经被用于丰唇，具有较好的效果。

参·考·文·献

[1] Cervelli V, Palla L, Pascali M, De Angelis B, Curcio BC, Gentile P(2009)Autologous platelet-rich plasma mixed with purified fat graft in aesthetic plastic surgery. Aesthetic Plast Surg 33(5):716–721. doi:10.1007/s00266-009-9386-0

[2] Cervelli V, Bocchini I, Di Pasquali C, De Angelis B, Cervelli G, Curcio CB, Orlandi A, Scioli MG, Tati E, Delogu P, Gentile P(2013)P.R.L. platelet rich lipotransfer:our experience and current state of art in the combined use of fat and PRP. Biomed Res Int 2013:434191. doi:10.1155/2013/434191

[3] Dhurat R, Sukesh M(2014)Principles and methods of preparation of platelet-rich plasma:a review and author's perspective. J Cutan Aesthet Surg 7(4):189–197. doi:10.4103/0974-2077.150734

[4] Fabi S, Sundaram H(2014)The potential of topical and injectable growth factors and cytokines for skin rejuvenation. Facial Plast Surg 30(2):157–171. doi:10.1055/s-0034-1372423

[5] Kim DH, Je YJ, Kim CD, Lee YH, Seo YJ, Lee JH, Lee Y(2011)Can platelet-rich plasma be used for skin rejuvenation? Evaluation of effects of platelet-rich plasma on human dermal fibroblast. Ann Dermatol 23(4):424–431. doi:10.5021/ad.2011.23.4.424

[6] Mehryan P, Zartab H, Rajabi A, Pazhoohi N, Firooz A(2014) Assessment of efficacy of platelet-rich plasma(PRP)on infraorbital dark circles and crow's feet wrinkles. J Cosmet Dermatol 13(1):72–78. doi:10.1111/ jocd.12072

[7] Misso S, Paesano L, D'onofrio M, Fratellanza G, D'Agostino E, Feola B, Minerva A(2006)Salvatore formisano:"our experience in the treatment of refractory ulcers with platelet gel". Blood Transfus 4:195–205

[8] Sujeet Vinayak Khiste and Ritam Naik Tari(2013)Platelet-rich fibrin as a biofuel for tissue regeneration. ISRN Biomaterials. 2013:Article ID 627367, 6 page. http://dx.doi.org/10.5402/2013/627367

[9] Shin MK, Lee JH, Lee SJ, Kim NI(2012)Platelet-rich plasma combined with fractional laser therapy for skin rejuvenation. Dermatol Surg 38(4):623–630. doi:10.1111/j.1524-4725.2011.02280.x

[10] Yuksel EP, Sahin G, Aydin F, Senturk N, Turanli AY(2014) Evaluation of effects of platelet-rich plasma on human facial skin. J Cosmet Laser Ther 16(5):206– 208. doi:10.3109/14764172.2014.949274

11
非手术的面部年轻化线性提升术

郑志芳　邹吉平　译

Roberta Lovreglio, Gabriella Fabbrocini, and Mario Delfino

11.1 简介

锯齿线线雕技术是实现面部年轻化的微创外科技术。面部和颈部老化出现时，可见软组织下垂及皱纹增加。为改变上述情况，外科医师设计了许多切口少、术后恢复快的治疗方案。这些治疗方案多数是在皮肤和皮下组织使用可吸收和不可吸收的缝线，以提升松弛的皮肤。埋线治疗的局限性包括线头穿出和提拉效果不对称，通常需要再次补线，且效果不持久。

使用可吸收缝线的治疗也称为平衡提升术或非手术面部提升术。在医学美容中，这是一项创新技术，适用于支撑和拉伸面部和身体组织。使用悬吊线可改善眼睑下垂和上睑凹陷，还可显著改善眉形。其也可用于减少颈部、面中部和下部的皮肤松弛（图 11.1 和图 11.2）。老化会使面部表层皮肤松弛，使面部脂肪逐渐下移，这些都是由于结缔组织过薄、皮肤弹性纤维断裂造成的，通常累及面颊、眉毛、下颌区域和颈部。面部和颈部软组织松垂，包括浅表肌腱膜系统（SMAS）和肌肉组织松垂，是导致面部出现明显岁月痕迹的原因。下颌下缘的轮廓变得不再明显，表现为退化（老化的下颌线条下垂）；额头出现抬头纹、眉间纹；颧骨区域（面部中间）出现下垂趋势；出现法令纹；眼睑皮肤变得松弛，眶隔脂肪突出形成眼袋；出现颈纹。矫正面部老化的面部提升术治疗复杂周期长，且恢复时间长。近期引进的可吸收锯齿线适用于上述老化类型，可较好地替代侵入性手术治疗。锯齿线本身可

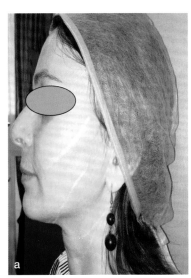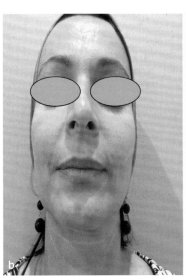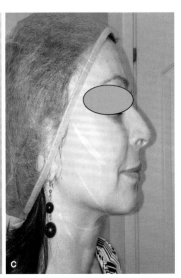

图 11.1　治疗前

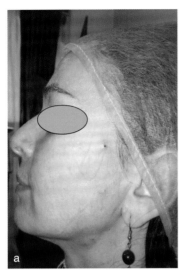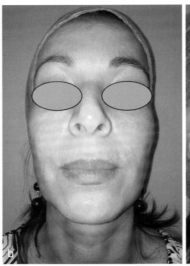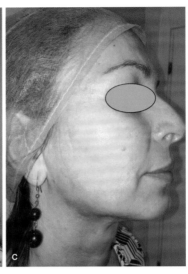

图 11.2 术后

与其他抗衰老技术联合应用，如肉毒杆菌或可吸收型填充剂。

埋线手术可在门诊环境下经局部麻醉后进行。外科医师首先制订预期的紧致程度和提升方向，以期达到理想的治疗效果，植入适量的缝线。仅需在进针点行局部浸润麻醉。对眉头、面中部及下部进行提升时，分别于额部和颞部发际线后方切3~4 mm 的切口插入直针。若需提升颈部，则在颈部侧面的胸锁乳突肌后方切入。埋线时，外科医师将直针穿过切口进入皮下层。在某些解剖位置，将针弯曲一些能更方便地贴合动态的面部线条。沿着标记的轨迹以"之"字形缓缓将针刺入预定平面。缝线固定好后，这种进针方法能限制缝线周围的反向活动，并形成一道比皮肤设计线长的线。这能使皮下组织里的倒刺数达到最多，理论上能为移位的皮肤提供良好的稳定性。患者通常都能忍受该操作。如果进针过浅，皮肤表面会凹凸不平。如进针过深，进入深层皮下组织，接近肌肉筋膜或骨膜，则患者会感觉疼痛及压迫感。操作的任何环节，都可推出直针重新定位。直针从低于眉毛或接近面部中间或颈部的皮肤退出，连着的缝线穿过皮肤后，将针从线上切除。线上倒刺部分埋在皮下组织中，活动端从插入点近端延伸到面部中间远端的退出点。缝线近端上的弯曲针随后可用于将缝线固定

在接近表面筋膜或骨膜的插入点处。在插入点后方1~2 cm 处 3~4 mm 的切口可作为弯曲针在深层缝合筋膜或骨膜后的退出口。使用一对与皮肤的平行方向相似的缝线将此缝线系在远端，从而极大地稳固固定点。轻轻地把这对缝线牵引到远端后，打成的结可放于切口的后方。

所有预先设计的缝线都放置固定后，患者重新取坐姿。外科医师用一只手拉住从面部中间、眉间或颈部穿出的缝线，另一只手将缝线下的松弛皮肤推向固定点。单向的倒刺钩住皮下组织的纤维间隔，防止其向后活动。外科医师和患者一起决定已有缝线周围皮肤的紧致程度。从面部中间、眉间或颈部伸出的缝线远端在退出点切断，并收缩到皮下。用于插入直针和固定的切口通过二期愈合可快速恢复。缝线周围皮肤错位可使松弛的皮肤折入发际线和颈侧中部，其随后能在数日或数周内向头皮和颈部进行快速的重新分布。类似肿胀、淤青和主观的"紧绷"感的轻微并发症通常在1~3 周缓解。使用颈部侧面胸锁乳突肌筋膜作为固定点时，数名患者出现耳大神经短暂病变。由于这个手法在巨大压力下可能会崩线，患者一开始必须避免剧烈运动，防止变紧的皮肤从缝线周围上百个倒钩处移位。来自制造商的非同行的审查数据显示，在实验室鼠实验中，这些缝线形成了一个纤维囊，并在数

月后很好地融入了皮肤和皮下组织。在人类，类似的过程能形成长期的美容效果。锯齿线的紧致效果及维持时间尚不可知。在早期接受此项手术的患者中可见，美容效果维持了 6 个月。如果锯齿线沿张力线放置，则下垂的皮肤可以完全变紧实。锯齿线位于垂直或皮肤张力线的钝角方向，从而获取拉紧的效果。根据使用的手术线材料和手术者选择的术式，植入线的数量可能会有所不同。在世界各地有各种各样的倒刺线，有不同的成本和材料，到处都能买到。我们在这里列出我们主要使用的倒刺线：① PDO – 二氧环己酮。②聚乳酸 – 聚乙烯（1– 丙交酯）– ε – 己内酯共聚物。

11.1.1 使用手术线时

用于面部的悬吊手术线可应用于以下情况。

- 下颌线条松弛变垂。
- 软组织下移至颧骨和面颊位置，面部的软组织和脂肪随之流失。
- 出现明显的皱纹。
- 颈部区域皮肤纤维断裂，主要处于中间区域。
- 提眉。

悬吊手术线在下列情况时可用于身体部位。

- 手臂内侧组织松弛。
- 腹部紧致。
- 大腿内侧皮肤纤维断裂。
- 膝盖上方区域皮肤下垂。
- 腹部皮肤部分覆盖导致的脐走形。
- 轻微的胸部下垂。
- 臀部柔软下垂。

11.1.2 绝对禁忌证

- 当前有严重粉刺或皮肤疾病。
- 全身感染。
- 既往过敏史。
- 免疫抑制治疗。
- 正进行癌症和肝脏治疗。
- 不受控高血压或抗凝机制。

11.2 PDO 手术线

性质：PDO（二氧环己酮）是聚乳酸己内酯的聚合物，是生物可吸收的抗菌材料，现已用于外科手术，不会引起皮肤排斥。

推荐用途：用于皮肤下垂和松弛，或在预防疗法中使用。

特性：生物相容性，抗菌，6~8 个月后可通过水解作用吸收，适用于医学应用和手术。

此材料已广泛使用，在手术中用作缝线；其可缓慢被吸收，具有生物相容性和抗菌性。

植入形式：手术线植入皮肤中。在眼前区域，沿着前方的线和（或）需提升的眉头插入这些手术线，以便改善眼周皮肤松垂。将其在眼侧用手倾斜着插入内眦的 1 cm 处。为口唇塑形时，在口唇的位置顺着口唇插入手术线，在唇角以垂直于皱纹的方向加强面部表情。

功能：一般来说，通过手术线实现的皮肤组织偏移可代表皮肤组织修复过程和组织再生的基本机制。多个转导系统将细胞激活，最知名的是整合素。施加于细胞外基质外部的机械刺激可通过整合剂确定能激活细胞内特定基因，产生生物学变化。纤维母细胞对机械刺激尤为敏感，当受到机械刺激时它们会激活产生胶原蛋白和其他蛋白的基因。植入皮肤中的生物刺激素 PDO 手术线能够刺激纤维母细胞，增加胶原蛋白的合成。PDO 可吸收手术线（厚 0.05~0.19 mm，长 3~16 cm）穿入针中（26 号、29 号或 30 号）。经过初步的诊断后，临床医师必须根据患者的情况和要求，用皮肤记号笔准确地标出面部区域、颈部和肩颈部必须治疗的地方。连有 PDO 手术线的针（20~30 号）随后可在无创无局部麻醉的情况下插入。在此项技术中使用的针尖很尖锐，可减轻疼痛。针表面有双涂层可保持均质。治疗期间放入组织的手术线数量各有不同，取决于多种因素，如患者的年龄、皮肤老化的程度、组织损伤的程度和治疗区域的范围。通常使用 20~60 号的手术线。针完全插入并向前，使线插入并植入组织中，无须进行麻醉；用干冰冷却治疗区域就够了。在需植入 10 条线的情况下，推荐在术后 24 小时内用绷带包扎（如弹性胶布）来限制活动。

11.2.1 治疗后

在治疗结束后即刻可见提拉效果。治疗结束后患者可正常生活。手术线按相互交错的方向插入形成网格状，从而抵消引发松弛的重力作用。手术线携带胶原蛋白，可提供良好的支撑作用。PDO 在外科手术中已使用了几十年，主要用于进行可吸收式缝合。

11.2.2 2 个月后

1~2 个月后有显著改善。肤色和皱纹的状态都有所改善。

效果和益处：这是医学美容领域的一项创新技术，可改善肤色及外貌，仅有少许疼痛。

时长：在 6~8 个月后，PDO 中的手术线已完全经水解作用吸收，该过程完全天然无害。生物刺激和提升效果仍持续，并在 6~8 个月中维持稳定，同时生产大量内生细胞刺激，其功效会更长。

不良反应：治疗后 24~48 小时会有水肿和红斑，植入处血肿，暂时性硬化。

治疗区域高度敏感，这通常出现在治疗后1~3 日。

手术线移除：在极端案例中，治疗后 20 日内可通过小切口和钳将手术线取出。

禁忌证：皮肤感染、复发单纯性疱疹（需要抗病毒预防）、胶原蛋白、易形成瘢痕疙瘩的体质、妊娠、哺乳、凝血功能障碍、对整容手术期望过高。

11.2.3 PDO 中的手术线类型

- 单丝。
- 螺纹。
- Derma Spring。

- 倒刺手术线。
- 双向（Cog）。
- 多向（Cog）。
- 4D Cog。

11.3 螺纹手术线

螺纹手术线是非侵入性面部和身体微拉升领域的创新。由于其形状特殊，微型手术线支持"螺纹"产生更多的血管供应，巨噬细胞反应使生物刺激反应更加有效，尤其是纤维母细胞，其在治愈过程中更"活跃"，更"灵活"。

11.3.1 强化的螺纹面部手术线的应用

PDO 单丝微型手术和螺纹的结合实现了显著的协同作用，这在结缔组织上有更好的塑型作用。因为手术线的螺纹主要刺激组织愈合和重建系统的"瀑布效应"。

11.3.2 强化的螺纹身体手术线的应用

可有效激活真皮表皮连接的重建过程，细螺纹塑型技术能重塑身体。

11.3.3 安全强化的螺纹手术线

- 3 类医疗设备，CE 标号为 1293。
- 在意大利卫生部医疗报告的注册号为 875113。
- PCPC（个人护理产品委员会）证书。
- 非侵入、快速、安全。
- 不产生瘢痕。
- 血肿的风险最小。
- 适用于面部和身体。
- PDO 线有 100% 生物相容性。

11.4 双向和多向倒刺手术线

倒刺双向手术线可用于在治疗中创造"微创悬吊手术"，能利用更好的建模提升并重置组织。倒刺双向手术线通过双向定位将组织拉向相反方向，移位的风险很小，从而促进组织中的固定，加强提升效果。多方向手术线可用于所有位于眉毛的第三侧面的所有下垂组织，适用于所有想要传统整容手术、外科整容面部改善、填充和脂肪注入的申请者。

11.4.1 特点

- 用垂直引力进行柔性提升。
- 更快地处理。
- 比螺纹更具侵入性。
- 需要手法正确。
- 需要了解手术方案，有时需要少量的局部麻醉。

11.4.2 安全

- 3 类医疗设备，CE 标号为 1293。
- 在意大利卫生部医疗报告的注册号为 875113。
- PCPC（个人护理产品委员会）证书。
- 微创、快速、安全。
- 产生瘢痕的风险很低。
- 血肿的风险最小。
- 适用于面部和身体。
- PDO 线有 100% 生物相容性。

现在微管能替代微针，能提供更好的优势。

- 侵入性更少。
- 减少出血。
- 血管损伤的风险更小。

微管必须谨慎使用，有时候会在局部麻醉下使用细管或包含连接的微移植物的产品来制造微型通道。微管仅推荐用于特定的区域和方法。多向微管 Cog[21 号 ×（60~90）mm] 通常用于额头区域和颈部。这些微管非常适用于下眼睑（PDO 30 号 ×27 mm），能让微型手术线放置在眼睑的下半区域。在选定的案例中，为鼻和颈部配备的短管（19 号 ×40 mm 4D 手术线）可用于矫正鼻的轮廓。通过拉起鼻尖，达到美化鼻部外观的功效。4D 螺纹微管能被手术

线切成 4 个维度。在这种方式中，它们能够优化提升效果，将对组织的伤害降至最低。

11.4.3 所有类型的 PDO 手术线的主要禁忌证

- 严重痤疮和持续的皮肤疾病。
- 全身感染。
- 对材料过敏。
- 免疫抑制治疗。
- 肝癌。
- 治疗凝血功能障碍中不受控的高血压。
- 皮肤明显过多的患者。

11.5 聚乳酸／聚乙烯（L-丙交酯）-ε-己内酯共聚物

这些手术线具有生物相容性，且能完全被再吸收。聚糖酸和己内酯也具备恢复作用，报道称其非常耐用。

11.5.1 历史

Marlen Sulamanidze 教授是一名再造整形外科和麻醉领域的专家，他在 1995 年首次发明了用线提升下垂组织的技术，得到了全球医学界的认可。2008 年，他在全球市场推出了 3 种类型的再吸收线：Nano、Excellence 和 Light Lift。他使用聚丙烯永久牵引的手术线发明了一种无创提升技术。此技术在近 8 年使用不可再吸收手术线的经验下已得到发展。

专利申请和安全：近年来有 16 项专利。

11.5.2 患者类型和应用的区域

- 面部。
- 眉毛。
- 颧区。
- 下颚区。
- 下颚下区。

- 前额皱纹。
- 眉间线条。
- 鼻唇区。
- 皱褶、皱纹。
- 下颚和颈部皱纹。
- 身体。
- 大腿重塑（塑形和提升）。
- 提升肩颈的弹性。
- 减少下垂。
- 腹部紧致和提升。

这是一种外科门诊治疗，可根据案例的医学评估决定是否在局部麻醉下进行。使用细针或钝头针形管（尖头形状能减少局部创伤）将手术线沿着皮肤张力的精确线条从皮下插入微孔，运用轻微的牵引力来提升松弛的组织。由于有特殊的固定物（接头），手术线可依附在皮肤上。插入的拉升手术线沿着几何的牵引力，所以任何事情都不能疏忽。实际上，此治疗除了一定的手工技巧，还需要完美悉知解剖学知识。

11.5.3 材料

己内酯能逐步吸收，保证聚乳酸的均匀性，同时及时确保手术线的力学强度和弹性。此外，生物刺激的能力与这些手术线的牵引效果有关联，可恢复亮度和肤色。

11.5.4 组织学

相较于外周循环，手术线近端的毛细血管微循环在数量上有提升，且管腔更宽。研究表明，植入后的期间，血管都保持扩张，不断充血生成了新的胶原蛋白、纤维蛋白和弹性蛋白，维持了治疗区域的营养作用。放置手术线后生成的纤维蛋白的纤维母细胞在功能上很活跃，从细胞核和细胞质中不断扩散的核染色质中可观察到。植入含有蓝染甲苯胺的手术线的结缔细胞层包含大量增加的肥大细胞，同时在微循环的血管通道中的浓度逐渐增加。肥大细胞的颗粒包含透明质酸（一种多糖复合物），这

是表皮乳突真皮颗粒层中的一个构件，同时在皮肤表面的血管中也可见。有证明表明，透明质酸的数量减少会影响皮肤的免疫状态，其内部皮肤注射可改善皮肤的结构。

11.6 组织学皮下表现

11.6.1 短线

- 填充的生物编制纤维手术线类型可恢复张力的效果。
- 生物纤维的类型是螺线型，对有最大能动性的区域具有填充、恢复和紧致效果。

11.6.2 间断再吸收

植入约 180 日后，再吸收进程开始，并在 1 年多的时间内完全吸收。由于手术线用两股线，缝合线在 3 周内会从植入的地方展开，手术线展开过程中在真皮组织被吸收，可导致该线独有的张力作用是这种类型的手术线独有的特性，即随时可用、"预装"编织和缝合、4 cm 长、23 号。

11.6.3 可应用于多个区域

- 前部。
- 鼻。
- 颧骨。
- 肩颈。
- 下颚。
- 颈部。
- 双手。

在面部和身体皮肤中层、深层的固定物很快会变得明显。3 个月后可见效果，在后续数月中逐渐改善。

11.6.4 下皮长线

11.6.4.1 面部

此手术线由预先穿好针形管的缝合线组成，以 12 cm 的多方向微型固定物为特征，可适用于治疗

面部多个区域明显下垂的皮肤区域。它用于提升颧骨是最佳的。

11.7 面部矫正的区域

- 眉毛。
- 眉间皱纹。
- 颧骨下区域。
- 木偶纹。
- 鼻唇沟。
- 上颚区。
- 下颌。
- 下颚区域。

11.7.1 用于矫正下颌和颈部区域的手术线

使用双针的橡胶线不必用微型固定的收敛对皮肤进行提升牵引。

11.8 有问题的情况和并发症

- 松散后导致线崩开。
- 线从皮肤中露出。
- 线的入口出现凹痕。
- 淤伤。
- 手术线偏移。
- 不对称。
- 过度矫正。
- 皮肤收缩。
- 炎症。
- 迁移。
- 其他。

11.9 家庭护理

- 必要时使用抗生素。
- 使用抗水肿物质治疗，如菠萝蛋白酶或地奥司明。

11.10 矫正治疗

- 5% 物理疗法。
- 5% 填充。
- 3% 拆除缝合线。
- 2% 炎症治疗。
- 2% 移除偏移。
- 用于拆除缝线的针。

11.11 恢复时间

通常 3~5 日。术后患者应该注意以下几点。
- 冷敷 24 小时。
- 使用 3 日的抗菌溶液。
- 3 日不进食、不吃固体食物和喝热水。
- 2~3 周避免喝酒。
- 7 日内避免模仿表情。
- 3~5 周避免健身、桑拿、游泳和阳光直射。
- 在免疫功能低下或手术中使用了大量缝线的情况下，使用 3~5 日抗生素治疗。
- 面部、颈部和腹部手术的患者在睡觉时应仰卧或用枕头侧卧。

11.12 禁忌证

- 自体免疫性疾病。
- 胶原病。
- 冠心病。
- 二级或三级高血压。
- 目标区域有炎症或癌症。
- 瘢痕疙瘩和增生的易感体质。
- 使用抗凝血剂。
- 妊娠期或哺乳期。
- 在手术区域之前有注射生物降解产品。
- 个人对所需药物不耐受。

经过植入手术后，患者在 1 个月内必须避免按摩治疗区域和日光直射，在 3~5 周不得进行桑拿和健身。

总结

这里提及的并发症都没有引发长期的功能障碍，无可见的永久影响。此外，此处的并发症都不需要延长治疗。在手术技术上的创新通常有助于增强效果，使患者更易接受，并降低手术并发症。提升组织后可即刻见效，这是由于手术线产生的机械作用，其与下垂的治疗区域形成反作用力（图11.3和图11.4）。上述功能的实现有赖于手术线的倒刺排列，其分布于两个方向（相异和相反），并与手术线的中心点相比较。植入皮下组织后，手术线会在组织上继续发挥其持续作用。因此，可以使提升效果得到保障，且沿手术线范围出现的皮肤反应

可加强效果。手术线即使完全吸收后（1年后）也能保持稳定有效。再吸收是网状组织系统作用的结果，这能使可吸收线选择的水解系统从外围向中心部位有形化。这项技术最重要的范围是其适用于中度的皮肤下垂。对于过多的组织，医师仍建议使用传统提升术。在年老和老化痕迹明显时，患者必须选择更具侵入性、更直接的传统手术。因此，在选择使用此技术治疗的患者时，必须遵循严格的选择标准。可吸收拉升回春手术线构成了安全有效的面中部拉升手术，并可用于面部和颈部区域整形。此技术可与其他能优化面部美容效果的方法结合，如肉毒杆菌、填充、化学换肤、脉冲光光子嫩肤和丰唇。这些治疗不需要全身麻醉，几乎不会引起出血

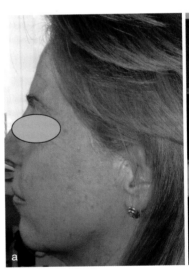
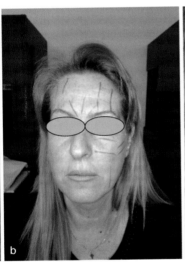
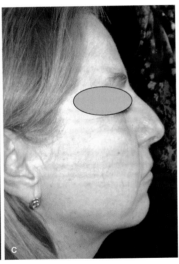

图11.3　治疗前

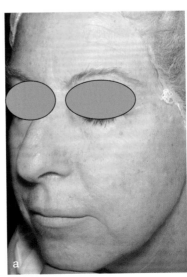
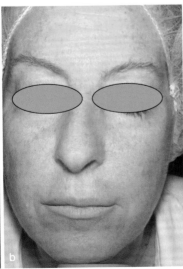
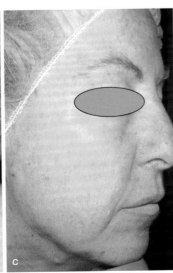

图11.4　治疗后

或疼痛，且在术中和术后不会在皮肤上产生可见瘢痕，其也不需要很长的术后恢复时间。此技术可在日间手术实施，在完成治疗后，患者可立即恢复日常活动。

<h2 align="center">延·伸·阅·读</h2>

[1] Chaffoo RA (2013) Complications in facelift surgery: avoidance and management. Facial Plast Surg Clin North Am 21:551–558

[2] Giampapa VC, Di Bernardo BE (1995) Neck recontouring with suture suspension and liposuction: an alternative for the early rhytidectomy candidate. Aesthetic Plast Surg 19(3):21–23

[3] Helfrich YR, Sachs DL, Voorhees JJ (2008) Overview of skin aging and photoaging. Dermatol Nurs 20:177–183

[4] Lycka B, Bazan C, Poletti E, Treen B (2004) The emerging technique of antiptosis subdermal suspension thread. Dermatol Surg 30(1):41–44

[5] Nkengne A, Bertin C (2012) Aging and facial changes–documenting clinical signs, part 1: clinical changes of the aging face. Skinmed 10:284–289

[6] Sasaki GH, Cohen AT (2002) Meloplication of the malar fat pads by percutaneous cable-suture technique for midface rejuvenation: outcome study (392 cases, 6 years' experience). Plast Reconstr Surg 110(2):635–654

[7] Silva-Siwady JG, Diaz-Garza C, Ocampo-Candiani J (2005) A case of Aptos thread migration and partial expulsion. Dermatol Surg 31(3):356–358

[8] Sulamanidze MA, Sulamanidze G (2008) Facial lifting with Aptos methods. J Cutan Aesthet Surg 1(1):7–11. doi: 10.4103/0974-2077.41149

[9] Sulamanidze MA, Sulamanidze G (2009) APTOS suture lifting methods: 10 years of experience. Clin Plast Surg 36(2):281–306. doi: 10.1016/j.cps.2008.12.003 , viii

[10] Sulamanidze MA, Fournier PF, Paikidze TG, Sulamanidze GM (2002) Removal of facial soft tissue ptosis with special threads. Dermatol Surg 28(5): 367–371

[11] Sulamanidze MA, Paikidze TG, Sulamanidze GM, Neigel JM (2005) Facial lifting with "APTOS" threads: featherlift. Otolaryngol Clin North Am 38(5): 1109–1117

[12] Sulamanidze MA, Sulamanidze G, Vozdvizhensky I, Sulamanidze C (2011) Avoiding complications with Aptos sutures. Aesthet Surg J 31(8):863–873

[13] Villa MT, White LE, Alam M, Yoo SS, Walton RL (2008) Barbed sutures: a review of the literature. Plast Reconstr Surg 121:102e–108e

12
透明质酸填充剂的并发症

—— 万 雨 宣 敏 译 ——

Raymond Fertig, Maria Pia De Padova, and Antonella Tosti

透明质酸（HA）皮肤填充已成为增加皮肤软组织的主要手段，同时也为美容手术领域提供了更多方法。HA填充剂最初用于治疗面部老龄化，包括表皮变薄、皮肤失去弹性、皮下脂肪和骨骼变化及肌肉萎缩，这些都能导致容量丢失。

HA填充剂因其更持久、免疫性更少成为市场上最常见的临时填充剂。绝大部分的治疗都有效，患者的满意程度也很高。总体的副作用很低，但注射HA填充剂后也有早期和迟发的并发症报道，程度从轻度到严重不等。注射HA填充剂后最常见的潜在后遗症是由注射部位反应造成的，包括瘀斑、水肿、红斑和疼痛。其他少见不良事件包括结节（炎症性和非炎症性）、色素沉着过度、毛细血管扩张和皮肤变色。更严重的不良事件罕见，主要是血管损伤，其会导致组织坏死和急性视力丧失。

12.1 注射相关的疼痛

针尖刺入时会有一定程度的疼痛，采用粗针注射时，因损伤范围更大会造成剧烈疼痛。注射部位也与疼痛程度有关，越敏感的区域痛感越强，如唇部注射、眼周皮肤注射和口周注射。在透明质酸的配方中加入利多卡因能减少注射点疼痛。如果HA填充剂不含有麻醉剂，在治疗前可使用表面麻醉软膏。表面麻醉药应在注射前20~30分钟使用。此外，在注射前可进行冷敷，麻痹该区域减少痛感。

12.2 皮肤色素减退

12.2.1 红斑

注射HA填充剂后经常能立刻看到红斑（即红肿）。红斑是穿刺损伤和相关炎症产生的局部作用。在注射后冷敷5~10分钟可减轻炎症，可有效地控制红斑。治疗结束后，患者可遵循医嘱，在注射当天，每隔几小时在家使用冰袋冰敷。需注意避免冰袋使用时间过长，以减少皮肤冻伤的风险。此外，可使用维生素K乳霜加快缓解红斑。谨慎的注射手法可降低注射期间的皮肤穿刺次数，减少红肿程度，进而限制注射区域的损伤。此手法包括利用连续注射放置注射剂、使用扇形注射法或使用穿线的线性通道。

红斑通常会持续数小时，也可能留存数日。如果红斑存在超过预期，则需怀疑是过敏性反应。针对过敏性反应的有效治疗包括口服四环素或异维A酸[1]。对于顽固的红斑可在局部使用中等强度的类固醇。不能使用高效能类固醇，因其会增加皮肤萎缩和毛细管扩张的风险[1]。需注意，有红斑、痤疮的患者在术后出现红斑的风险很高，应该在进行治疗前向其说明此风险[1]。

12.2.2 瘀斑

瘀斑（淤伤）不如红肿和肿胀那么普遍，但也是一种在患者接受透明质酸填充剂注射后可能产生的不良反应。瘀斑是由填充注射期间血管穿孔引起的，通常发生于皮肤血管。此外，注射材料的压力会损伤邻近的血管，导致瘀斑。瘀斑的常见位置是鼻唇沟上 1/3 处、上唇、下唇的侧缘和口周区域。尤其是下眼睑的注射，常造成瘀斑。使用扇面和线性技术注射入皮肤和邻近的皮下层后[2]，常可观察到瘀斑。注射后可能很快就会形成瘀斑（但多数会延缓），这在接受抗凝血治疗的患者身上极为明显。因此，应预先建议患者在治疗前 1 周，停止必要的抗凝血药物或产品，尽可能地减轻瘀斑的严重度。需避免的血液稀释产品包括阿司匹林、非甾体抗炎药物（NSAIDs）、华法林、氯吡格雷、双嘧达莫、大蒜药片、银杏提取物、人参、鱼油、圣约翰草和维生素 E 补剂[3]。在治疗前后冷敷并紧紧按压受影响区域能减轻瘀斑。此外，维生素 K 乳霜可用于加快瘀斑恢复[4]。激光治疗也能加快消除瘀斑。在填充剂中混入肾上腺素可在一定程度上限制术后瘀斑，其原理是使血管收缩，抑制导致瘀斑的嗜酸细胞活动[1]。其他推荐的瘀斑处理手段包括使用能有效输送填充剂的最小号针头、使用缓慢注射技术注入小量的产品、限制经皮肤穿刺的数量[1]。使用钝头套管也可以减少瘀斑[5]。瘀斑缓解通常需约 1 周，5~10 日不等。应该告知有顾虑的患者，此瘀斑在治疗后会在 1~3 日变成更深的颜色，随后才在 5~10 日慢慢消散，应告知患者瘀斑不会影响治疗的结果。

12.2.3 毛细管扩张

毛细血管扩张是指细动脉、毛细血管或小静脉的异常聚集。这种新血管形成的过程是一种可能发生在 HA 填充注射位置的不良后果。产品引发的组织膨胀造成组织损伤可导致血管扩张[6]。毛细血管扩张在治疗后数日或数周会出现。若不治疗，通常在 3~12 个月即会恢复[6]。皮肤填充剂注射后产生的毛细血管扩张可使用 532 nm 激光器（532 nm KTP 和 532 nm 二极管铜蒸气）或 1 064 nm 激光器[7]成功进行治疗。其他形式的有效毛细血管扩张激光治疗法包括强脉冲光（IPL）和 585 nm 脉冲

染料激光器[6]。除了激光治疗，透明质酸酶也可以治疗毛细血管扩张[8]。

12.2.4 色素沉着过多

皮肤填充治疗过程（包括 HA 皮肤注射）引发的损伤会形成炎症后色素沉着过度。炎症后色素沉着过度常见于肤色较深的患者，她们的皮肤在针尖损伤后很容易产生色素沉着。色素沉着过多在 Fitzpatrick 皮肤分型Ⅳ、Ⅴ和Ⅵ的个人中尤为常见。

对于 HA 皮肤填充注射后产生的顽固炎症后色素沉着过度症状，治疗应包括使用局部漂白剂，如局部对苯二酚（2%~8%）和维生素 A 酸（维甲酸）[6]。除了漂白剂，还必须坚持每日使用防晒霜。

如果色素沉着过多，则可使用化学换肤[6]。如这些治疗都不成功，应使用激光治疗。激光的选择应根据皮肤类型进行。IPL 可有效治疗 Ⅰ ~ Ⅴ 型 Fitzpatrick 皮肤，Nd:YAG 1 064 nm 激光器能有效治疗深色皮肤[6]。

12.2.5 皮肤变色

皮肤变成浅蓝色是用透明质酸填充治疗的常见不良反应，通常是由于注射手法使用不当造成的，即填充剂注射过于表浅（或转移到了表面）[9]。在患者中观察到的颜色是浅灰色。皮肤颜色变化可用丁达尔效应解释，当光线穿过溶液中的胶体粒子时是分散的，这样会产生一种光学现象。由于蓝色光线的波长是 400 nm，比波长更长的光线更容易分散，所以当 HA 填充剂粒子把光散射后主要看到这个颜色。对于此类皮肤色彩变化，丁达尔效应被普遍接受，不过也有人提出了解释此变色的替代说法[10]。虽然许多种透明质酸衍生产品都会引发丁达尔效应，但是有报道称透明质酸（一种单相高度交联的透明质酸皮肤填充剂）不会引起丁达尔效应[11]。

将产品注射在正确的皮肤层，通常就能避免引发皮肤变色。HA 填充材料放置得越浅，皮肤变色的时间就会越长。可使用透明质酸酶矫正 HA 造成的丁达尔效应变色。此外，必要时可使用手术刀

（11 号刀片）切一个切口，挤压出不需要的填充材料[12]。Nd:YAG 1 064 nm 激光器也成功用于处理这种不良反应[13]。

12.3 结节

12.3.1 非炎性结节

非炎性结节是一种明显的小肿块，通常在皮下可见。这些单独的肿块在填充注射数周后出现在注射部位。生成小结节是一种不良反应，主要是因为技术失误，常见于表面 HA 填充注射[14]。在皮肤浅表注射填充剂后，结节倾向于出现在口部和眼部周围。因此，出现结节通常是因为不恰当的浅表注射技术，这与之前讨论的丁达尔效果造成的皮肤变色相同。此外，非炎性结节是由于矫正过度造成的，即过多的材料在组织中累积。而且结节的出现还可能是因为在强运动区域（如口唇）填充不良[14]。较之微粒填充剂羟基磷灰石钙（CaHA）和聚左乳酸（PLLA），使用透明质酸时结节更少见[14]。

正确的注射技术是抑制结节形成的关键。在 HA 填充剂引发的结节中，透明质酸酶治疗是首选，其可根除皮下小结节，减轻矫正过度。透明质酸酶可分解皮肤中的透明质酸，常用于校正 HA 填充剂注射的效果。在用透明质酸酶治疗前必须进行皮试，确保对药物无过敏反应[15]。透明质酸酶的一种潜在副作用是诱发过敏反应，所以在给予药物前进行一次过敏反应试验很有必要。

12.3.2 肉芽肿

与非炎性结节相反，异物肉芽肿是炎性结节，由非变应性慢性炎症反应形成。其产生的炎性病灶主要由多核巨细胞组成，大型异物在无法被巨噬细胞吞噬时，大量巨噬细胞聚集演变成肉芽肿性炎症，形成炎性病灶[16]。填充剂相关的异物肉芽肿通常发生在填充注射 6~24 个月后[17]。异物肉芽肿很罕见，报道的注射透明质酸后异物肉芽肿的发病率为 0.02%~0.4 %，预估的最大发病率为 1.0%[18]。

临床上看，透明质酸引发的异物肉芽肿主要为囊性肉芽肿，可伴随水肿和红斑。无菌性脓肿是防止注射材料吸收周围组织时包裹形成的。典型的组织学表现为主要由巨噬细胞和巨细胞组成的细胞层肉芽肿组织[19]。

应进行一次鉴别诊断，区分肉芽肿和非炎性结节。填充剂引发的肉芽肿与结节的不同之处在于：肉芽肿的大小比注射的量更大，且肉芽肿在多处注射点可同时并发[18]。由于异物肉芽肿不是过敏反应，且通常是由全身细菌感染引发的，目前无法预测哪位患者有得肉芽肿的风险[18]。如不治疗，肉芽肿则会存在多年，之后自动消散[18]。

对 HA 填充剂引发的异物肉芽肿的初级处理是病灶内皮质类固醇注射（倍他米松、泼尼松或去炎松）[20]。局部注射皮质类固醇可抑制纤维母细胞、巨细胞和巨噬细胞的活动。根据反应的严重程度，应使用 5~10 mg/cc 的皮质类固醇[9]。必要时在 4~6 周后重新注射皮质类固醇。对于病灶内注射推荐使用配备 30 号针的 0.5 ml 或 1.0 ml 的胰岛素注射器[17]。直径更小的注射器更有利，因为通过它可以感受肉芽肿的阻力，这有助于预防皮质类固醇引发的皮肤萎缩[17]。由于肉芽肿倾向于以手指形状蔓延到周围的组织中，首选技术是缓慢注射少量药物，从外围移动到中间区域[17]。为预防复发，在进行病灶内类固醇注射时，最好注射大剂量混合了利多卡因的去炎松[17]。

作为肉芽肿反应的替代疗法，注射博来霉素可能有效[21]。此外，5- 氟尿嘧啶（抗有丝分裂剂）也已用于病灶内注射来治疗肉芽肿[22]。HA 填充剂引发的肉芽肿反应还可用透明质酸酶治疗[15]。

最后，对于复发的异物肉芽肿可使用系统性口服类固醇疗法。刚开始口服泼尼松的剂量是 30 mg/d，维持 60 mg/d 的剂量能预防肉芽肿复发[18]。米诺环素联合口服或病灶内注射类固醇可有效治疗广泛的炎性肉芽肿[23]。切除异物肉芽肿不是治疗的首选，因为肉芽肿具有侵袭性，与周围组织没有限定的边界，故在多数情况下，肉芽肿通常无法完全移除。然而，对于明显无菌的脓肿，最有效的治疗就是切开脓肿排脓[24]。

12.4 水肿

12.4.1 正常水肿

水肿是 HA 填充剂注射后的常见不良反应。透明质酸衍生产品都具有良好的亲水性，也会引发局部的水肿。与红斑一样，水肿的诱因是穿刺损伤和相关的炎症。肿胀持续时间与红斑相似，有时候会更久。不同注射点（如唇部注射）的肿胀程度会更深，时间会更长，预计时长为 2~3 日。

注射后可冷敷肿胀部位 5~10 分钟减轻炎症。治疗完成后，患者可遵循医嘱在注射当天，每隔几小时在家使用冰袋冰敷。需注意避免冰袋使用时间过长，减少皮肤冻伤的风险。使用谨慎的注射手法可降低注射期间的皮肤穿刺次数，进而避免注射区域的损伤。此手法包括利用连续注射放置注射剂、使用扇形注射法、在骨膜前方位置注射或使用穿线的线性通道。在将 HA 填充剂注射入类似下眼睑和口唇等部位时需格外小心，这很有可能会产生过多不良的明显水肿。由于透明质酸衍生产品会造成水分潴留，这些区域可能会形成过量的容积[25]。因此，在下眼睑和口唇注射时应使用保守治疗。

12.4.2 面部血管性水肿

面部血管性水肿是 HA 填充剂注射后发生的一种不良反应，这是以 T 淋巴细胞为中介的一种过敏反应。现认为这种过敏反应与出现在填充材料中的蛋白污染物有关。皮肤填充剂相关的过敏性反应是一种罕见的并发症。免疫介导的血管性水肿很少见，其预计的发生率在 1 万例中不多于 1~5 例[25]。血管性水肿通常在治疗 2 周内出现[25]。血管性水肿更常见于在浅表放置透明质酸衍生产品的案例。当在浅表注射 HA 填充剂时，最令人担忧的区域是口唇[25]。在血管性水肿的情况下，作为刺激因子

的过敏原（透明质酸衍生产品）必须去除。这由在局部注射透明质酸酶实现。必要时，血管性水肿的症状可口服泼尼松治疗[6]。

12.5 感染

12.5.1 疱疹复发

有报道称在 HA 填充剂注射后发现了单纯性疱疹病毒复发，极可能与注射造成的皮肤刺激有关。复发常见的部位是口周、鼻黏膜和硬腭的黏膜[26]。报道的这些案例都是传闻轶事，无明确基于证据的数据能表明填充剂是疱疹复发的诱因[9]。然而，对于这些有唇疱疹病史的患者（尤其是之前有过填充注射的患者），抗疱疹预防方案可能会很有用[27, 28]。使用伐昔洛韦的预防治疗应在注射前进行，以便减轻疱疹复发，每日 2 次 500 mg 的剂量，连续使用 3~5 日[6]。如果疱疹在没有预防治疗的情况下复发，那么在 1 日内给予 2 次 2 g 的伐昔洛韦，削弱传染暴发。

12.6 血管损伤

皮肤填充剂注射后的血管损伤是一种罕见但是非常严重的潜在不良事件，透明质酸填充剂的发生率预计为 0.001%[29]。血管损伤主要是由于皮肤填充放置后的血管损害、压迫或闭塞[14]。通常，在血管内注射的材料进入动脉后产生阻碍血流的栓塞的情况下，血管就会受到损伤[6]。血管损伤会导致组织坏死和急性视觉损失。为限制注射过程的风险，皮肤填充的操作者有必要对面部解剖学有全面的了解。血管损伤是一种紧急的情形，需要快速采取行动，避免产生灾难性的后果。

12.6.1 组织坏死

在透明质酸填充剂注射后的血管造成的皮肤坏死。填充剂注射后即发生的坏死是一种重大的早期并发症，其可能诱因是血管损伤、压迫或面动

脉、内眦动脉、两侧鼻动脉、滑车上动脉或其分支的阻塞。在注射过程中，填充材料可能会意外地注射到血管中，然后顺行或逆行血流流入脉管系统，引发闭塞，导致局部或远端组织坏死[6]。在一项针对皮肤填充剂注射后坏死事件的回顾研究中，最常见的注射部位是鼻（33.3%），其次是鼻唇沟（31.2%）[30]。坏死可继发于透明质酸填充剂的亲水属性引发的局部水肿，血管损伤和压迫也可能引发坏死[31]。

易受缺血性坏死影响的解剖部位是眉间和鼻唇沟[14]。这些部位的血液供应很少，或主要依靠单一的动脉分支[32]。眉间区域由滑车上动脉、眼窝上动脉和眼动脉末端分支供应。在眉间注射可能会引发视网膜动脉闭塞，导致视力障碍和完全视觉丧失[14]。鼻唇沟由内眦动脉供应。在鼻唇沟注射后有报道鼻翼坏死的案例，可能诱因是内眦动脉或其分支的压迫[25]。为预防这些严重的不良血管事件，在这些区域注射时必须格外谨慎。推荐在注射前先抽吸，有助于预防意外将填充剂放入血管中。查看血管损伤迹象是非常重要的，通常是剧痛（强于皮肤填充注射预计的痛楚）和区域变白[6]。如果出现这些症状，则必须使用快速的侵略性治疗来防止组织坏死。

在透明质酸引发的血管损伤或即将发生坏死时，应立即中止注射。接下来在填充放置部位皮肤注射透明质酸酶[33]。然后用 2% 硝酸甘油药膏[31, 34]。硝酸甘油药膏对小管径的细静脉有血管舒张的效果，可以提升皮肤脉管系统中的流动性。12 小时间隔循环地使用药膏，直到产生临床疗效。为进一步增强受影响区域的血管舒张，热敷该区域并进行按摩。此外，每日应给予 325 mg 阿司匹林，防止产生凝块[31]。使用甲泼尼龙（单剂量包装）和预防性抗菌治疗药物，如左氧氟沙星[31]。连同这些措施，每日使用 2 次局部氧气导入霜（皮肤细胞氧气浓缩液，氧气生物疗法）据报道有效[31]。低分子量肝素也应用于填充剂引发的血管闭塞患者[35]。

增加血管闭塞可能性和导致血管损伤的因素包括高压注射（常见于顺流）、大体积及大剂量注射、固定针头而非活动针头以及注射平面位于深层（皮下脂肪中的真皮层下有更大的血管）[6]。

12.6.2 视觉丧失

眉间区域是一个高风险的解剖学位置，易产生缺血性坏死。在眉间区域的滑车上动脉或眼窝上动脉注射有可能会导致中心视网膜动脉栓塞，妨碍血液流入视网膜。填充材料逆行流入中心视网膜动脉中后就导致视觉缺陷。可采用防范措施来将中心视网膜动脉栓塞和医源性失明的风险降至最低，包括注射前先抽取探测是否意外进入血管；使用小型针头和套管，不用大尺寸；尽可能使用钝头弹性针和微型套管；进行低压注射，释放小剂量物质，不要大剂量注射；避免注射入受损伤的组织[36]。在填充剂注射后发生视觉损伤，应该立即咨询眼科医师（图 12.1~ 图 12.9）。

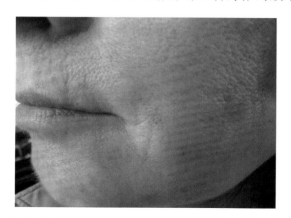

图 12.1　注射透明质酸衍生产品填充剂后的红斑和瘀斑

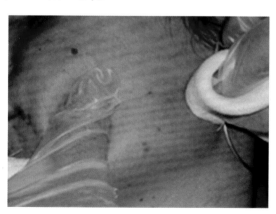

图 12.2　瘀斑

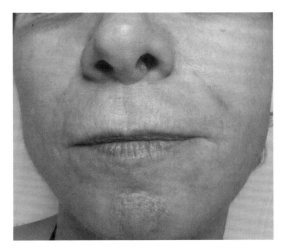

图 12.3　浅表放置透明质酸衍生产品填充剂造成的丁达尔效应

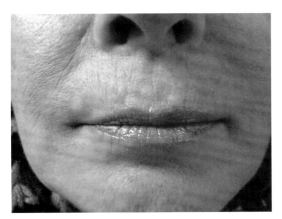

图 12.4　口周区域的皮肤结节

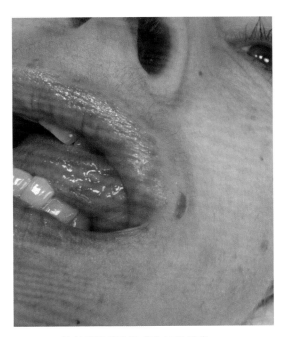

图 12.5　注射透明质酸造成的唇部结节

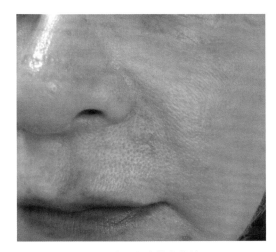

图 12.6　注射透明质酸造成的肉芽肿

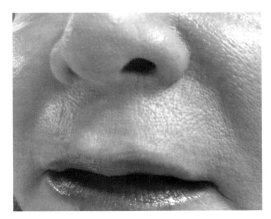

图 12.7　炎性异物肉芽肿

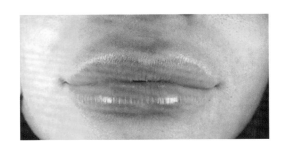

图 12.8　口周和唇部水肿

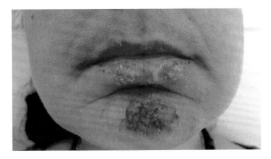

图 12.9　注射透明质酸衍生产品填充剂后的疱疹感染

参·考·文·献

[1] Funt D, Pavicic T (2013) Dermal fillers in aesthetics: an overview of adverse events and treatment approaches. Clin Cosmet Investig Dermatol 6:295–316. doi: 10.2147/CCID.S50546

[2] Gladstone HB, Cohen JL (2007) Adverse effects when injecting facial fillers. Semin Cutan Med Surg 26:34–39. doi: 10.1016/j.sder.2006.12.008

[3] Bailey SH, Cohen JL, Kenkel JM (2011) Etiology, prevention, and treatment of dermal filler complications. Aesthet Surg J 31:110–121. doi: 10.1177/10908 20X10391083

[4] Cohen JL, Bhatia AC (2009) The role of topical vitamin K oxide gel in the resolution of postprocedural purpura. J Drugs Dermatol 8:1020–1024

[5] Zeichner JA, Cohen JL (2012) Use of blunt tipped cannulas for soft tissue fillers. J Drugs Dermatol 11:70–72

[6] Funt D, Pavicic T (2015) Dermal fillers in aesthetics. Plast Surg Nurs 35:13–32. doi: 10.1097/PSN.0000000000000087

[7] Lemperle G, Rullan PP, Gauthier-Hazan N (2006) Avoiding and treating dermal filler complications. Plast Reconstr Surg 118:92S–107S. doi: 10.1097/01. prs.0000234672.69287.77

[8] Sclafani AP, Fagien S (2009) Treatment of injectable soft tissue filler complications. Dermatol Surg 35:1672–1680. doi: 10.1111/j.1524-4725.2009.01346.x

[9] Lafaille P, Benedetto A (2010) Fillers: contraindications, side effects and precautions. J Cutan Aesthet Surg 3:16. doi: 10.4103/0974-2077.63222

[10] Rootman DB, Lin JL, Goldberg R (2014) Does the Tyndall effect describe the blue hue periodically observed in subdermal hyaluronic acid Gel placement? Ophthal Plast Reconstr Surg 30:524–527. doi: 10.1097/IOP.0000000000000293

[11] Pavicic T (2011) Efficacy and tolerability of a new monophasic, double-crosslinked hyaluronic acid filler for correction of deep lines and wrinkles. J Drugs Dermatol 10:134–139

[12] Douse-Dean T, Jacob CI (2008) Fast and easy treatment for reduction of the Tyndall effect secondary to cosmetic use of hyaluronic acid. J Drugs Dermatol 7:281–283

[13] Hirsch RJ, Narurkar V, Carruthers J (2006) Management of injected hyaluronic acid induced Tyndall effects. Lasers Surg Med 38:202–204. doi: 10.1002/lsm.20283

[14] Lolis M, Dunbar SW, Goldberg DJ et al (2015) Patient safety in procedural dermatology. J Am Acad Dermatol 73:15–24. doi: 10.1016/j.jaad.2014.11.036

[15] Brody HJ (2005) Use of hyaluronidase in the treatment of granulomatous hyaluronic acid reactions or unwanted hyaluronic acid misplacement. Dermatol Surg 31:893–897

[16] Bentkover SH (2009) The biology of facial fillers. Facial Plast Surg 25:73–85. doi: 10.1055/s-0029-1220646

[17] Lee JM, Kim YJ (2015) Foreign body granulomas after the use of dermal fillers: pathophysiology, clinical appearance, histologic features, and treatment. Arch Plast Surg 42:232–239. doi: 10.5999/aps.2015.42.2.232

[18] Lemperle G, Gauthier-Hazan N, Wolters M et al (2009) Foreign body granulomas after all injectable dermal fillers: part 1. Possible causes. Plast Reconstr Surg 123:1842–1863. doi: 10.1097/PRS.0b013e31818236d7

[19] Micheels P (2001) Human anti-hyaluronic acid antibodies: is it possible? Dermatol Surg 27:185–191

[20] Lupton JR, Alster TS (2000) Cutaneous hypersensitivity reaction to injectable hyaluronic acid gel. Dermatol Surg 26:135–137

[21] Saray Y, Güleç AT (2005) Treatment of keloids and hypertrophic scars with dermojet injections of bleomycin: a preliminary study. Int J Dermatol 44:777–784. doi: 10.1111/j.1365-4632.2005.02633.x

[22] Conejo-Mir JS, Sanz Guirado S, Angel Munoz M (2006) Adverse granulomatous reaction to artecoll treated by intralesional 5-fluorouracil and triamcinolone injections. Dermatologic Surg 32:1079–1082. doi: 10.1111/j.1524-4725.2006.32117.x

[23] Lemperle G, Duffy D (2006) Treatment options for dermal filler complications. Aesthetic Surg J 26:356–364. doi: 10.1016/j.asj.2006.04.002

[24] Lemperle G, Gauthier-Hazan N (2009) Foreign body granulomas after all injectable dermal fillers: part 2. Treatment options. Plast Reconstr Surg 123:1864–1873. doi: 10.1097/PRS.0b013e3181858f4f

[25] Grunebaum LD, Bogdan Allemann I, Dayan S et al (2009) The risk of alar necrosis associated with dermal filler injection. Dermatol Surg 35(Suppl 2):1635–1640. doi: 10.1111/j.1524-4725.2009.01342.x

[26] Gazzola R, Pasini L, Cavallini M (2012) Herpes virus outbreaks after dermal hyaluronic acid filler injections. Aesthetic Surg J 32:770–772. doi: 10.1177/1090820X12452293

[27] Christensen L (2007) Normal and pathologic tissue reactions to soft tissue Gel fillers. Dermatol Surg 33:S168–S175. doi: 10.1111/j.1524-4725.2007.33357.x

[28] Christensen L, Breiting V, Janssen M et al (2005) Adverse reactions to injectable soft tissue permanent fillers. Aesthetic Plast Surg 29:34–48. doi: 10.1007/s00266-004-0113-6

[29] Narins RS, Jewell M, Rubin M et al (2006) Clinical conference: management of rare events following dermal fillersfocal necrosis and angry red bumps. Dermatol Surg 32:426–434. doi: 10.1111/j.1524-4725.2006.32086.x

[30] Ozturk CN, Li Y, Tung R et al (2013) Complications following injection of softtissue fillers. Aesthet Surg J 33:862–877. doi: 10.1177/1090820X13493638

[31] Dayan SH, Arkins JP, Mathison CC (2011) Management of impending necrosis associated with soft tissue filler injections. J Drugs Dermatol 10:1007–1012

[32] Bachmann F, Erdmann R, Hartmann V et al (2009) The spectrum of adverse reactions after treatment with injectable fillers in the glabellar region: results from the Injectable Filler Safety Study. Dermatol Surg 35(Suppl 2):1629–1634. doi: 10.1111/j.1524-4725.2009.01341.x

[33] Kim D-W, Yoon E-S, Ji Y-H et al (2011) Vascular complications of hyaluronic acid fillers and the role of hyaluronidase in management. J Plast Reconstr Aesthetic Surg 64:1590–1595.

doi: 10.1016/j. bjps.2011.07.013

[34] Kleydman K, Cohen JL, Marmur E (2012) Nitroglycerin: a review of its use in the treatment of vascular occlusion after soft tissue augmentation. Dermatol Surg 38:1889–1897. doi: 10.1111/dsu.12001

[35] Kang MS, Park ES, Shin HS et al (2011) Skin necrosis of the nasal ala after injection of dermal fillers. Dermatol Surg37:375–380. doi: 10.1111/j.1524-4725.2011.01891.x

[36] Lazzeri D, Agostini T, Figus M et al (2012) Blindness following cosmetic injections of the face. Plast Reconstr Surg 129:995–1012. doi: 10.1097/PRS.0b013e3182442363

13
肉毒毒素治疗相关并发症

田 举 崔 晓 译

Alexander Daoud and Martin Zaiac

13.1 简介

1989 年肉毒毒素首次被批准用于治疗各种神经肌肉疾病，2002 年美国食品药物监督管理局（FDA）首次批准肉毒毒素在皮肤病学中用于治疗眉间皱纹。2004 年，FDA 批准将 A 型肉毒毒素或 Botox® 用于治疗局部药物难以治愈的原发性腋窝多汗症[1]。

目前，在美国注射肉毒毒素是面部美容最常用的方式。根据美国美容整形外科学会统计，2013 年肉毒毒素是最常用的非手术美容项目：在当年进行的近 1 510 万例美容项目中，大约 42%（630 万）是肉毒毒素注射[1, 2]。此外，历史证明，腋窝和手掌多汗症（发病率占总人口的 1%~3%）在肉毒毒素注射被批准之前很难被治愈[3]。这些研究结果表明，肉毒毒素注射对现代医学的临床和经济方面的影响以及它们在皮肤科医师治疗手段中占有重要地位。

肉毒毒素制剂的副作用通常是可以接受的，但是对于临床医师来说，了解与其治疗相关的并发症至关重要。在本章中，我们将讨论其中的几个常见和罕见的副作用，重点是其典型的临床表现和使用适应证。此外，我们简要讨论了存在未经培训或非医疗人员给患者注射含有非法肉毒毒素的化合物后出现并发症的现象。

13.2 肉毒毒素：概述

肉毒毒素是由厌氧性梭状芽孢肉毒梭菌产生的一种含锌的神经毒性酶，其在神经肌肉接头的突触处发挥作用。通过小突触蛋白 synaptobrevin（也称为神经元囊泡相关膜蛋白或 VAMP）、SNAP25（突触相关膜蛋白 25）和 syntaxin（突触融合蛋白）水解，肉毒毒素抑制神经递质乙酰胆碱的释放，从而诱发受作用的肌肉松弛性麻痹[4]。在病理学上，这种效果在肉毒毒素中毒的疾病中的表现得到很好的证明。摄入和（或）吸入梭菌后，激活细菌生命周期，从而产生大量的肉毒杆菌毒素。最终，这种毒素的全身释放导致临床个体出现渐进的松弛性麻痹，呼吸停止，甚至可能死亡。

肉毒毒素的强度通过在小鼠中的麻痹毒性来度量，标准注射单位（U）为腹膜内注射到小鼠腹部后导致 50% 的小鼠模型死亡的所需剂量，又称为 LD_{50}。在人类，这个剂量估计在 3 000 U 以下[5, 6]。

1989 年，FDA 批准使用 A 型肉毒毒素（由 A 型肉毒杆菌亚型生成）作为包括睑痉挛和斜视等各种慢性面部痉挛症的局部治疗方法。直到 2002 年肉毒毒素才被批准用于治疗中度至重度眉间皱纹。与神经肌肉疾病一样，其治疗作用是通过诱导皱纹皮下肌肉松弛性麻痹来完成的。注射后这些肌肉肌力降低，通常需要大约 14 日达到最大效果，肌肉之上的皮肤可以保持光滑 3~6 个月。随后神经肌肉接头再生，导致皱纹重新出现。虽然肉毒毒素对神经肌肉有影响，但不会诱导肌细胞内的任何反应性变化。

在一项临床病理学研究中，患者接受超过 5 倍常规剂量的 A 型肉毒毒素注射用于美容，组织学检查没有显示肌肉组织的任何慢性变化，包括瘢痕形成、纤维化或萎缩[7]。

13.3 临床应用的肉毒毒素制剂

在美国目前有 3 种肉毒毒素使用：Botox®（onabotulinumtoxin A）、Dysport®（abobotulinumtoxin A）和 Xeomin®（incobotulinumtoxin A）。所有 3 种衍生品均产自 A 型肉毒杆菌，它们各自拥有自己独特的临床适应证。

13.3.1 Botox®（onabotulinumtoxin A）

在当今市场上最常用的肉毒杆菌毒素制剂中，A 型复合肉毒毒素 onabotulinumtoxin A（商品名为保妥适，Botox®）通常用于眉间皮肤皱纹、动力性额纹、外眦皱纹（鱼尾纹）美容。

13.3.2 Dysport®（abobotulinumtoxin A）

A 型复合肉毒毒素（Abobotulinumtoxin A），商品名为 Dysport®，也在临床中用于面部美容。然而，值得临床医师注意的是，Dysport® 和 Botox® 的相对效价不等：几项研究报道的效价范围为 1 : 3 至 1 : 5（Botox® : Dysport®）。在适当给药后两种药物之间在临床效果通常相似，这些研究发现两种毒素制剂在临床中可互换使用，这一结果对临床医师相当重要[6, 8]。

13.3.3 Xeomin®（incobotulinumtoxin A）

A 型复合游离肉毒毒素（incobotulinumtoxin A）商品名为 Xeomin®，最近似乎市场上比其他两种制剂应用更多，已经被批准用于治疗颈部肌张力障碍、眼睑痉挛和眉间皱纹。与 Botox® 和 Dysport® 制剂相比，Xeomin® 具有较低的总负荷蛋白。因此，理论上诱导宿主免疫反应的概率较低，在推向市场时这种制剂可作为一个潜在的更安全的选择，然而一个随机、双盲试验比较 Xeomin® 和 Botox®，

并未发现两者之间在安全性和中和抗体方面有差异[1, 9]。

13.4 相关并发症

大量研究已经证实，所有上述肉毒毒素制剂在局部注射方面相对安全，副作用较低。通常 3 种药物常见的不良反应都是相似的：包括注射部位的反应（红斑、瘙痒、血肿形成和短暂性皮疹）、局部肌肉无力和头痛。

并发症的风险与给药剂量和注射部位有关。在有关 Botox® 的面部注射安全性的一项荟萃分析中发现，Botox® 组比相应的安慰剂组的不良反应发生率高得多。此外，在眉间注射的并发症多于外眦注射。有趣的是，上述两个部位最常见的不良反应是短暂的头痛，这可能同注射本身有关，而与肉毒毒素制剂无关[1, 10]。

虽然许多上述并发症是暂时的，并且不需要进一步处理，但是已经有研究报道了与肉毒毒素注射相关的几种罕见并发症。这些症状可能需要进一步的治疗，了解其典型表现对于临床医师至关重要。

13.4.1 眼部肌肉功能失调：上睑下垂、复视和斜视

在治疗眉间和眼角皱纹注射操作时，操作位置紧邻眼睛运动的关键肌肉。因此，皮肤科医师必须了解注射肉毒杆菌毒素的眼科并发症。

其中最常见的眼部不良反应是上睑下垂，通常在发生在降眉间肌内注射后，其病理机制是注射肉毒毒素通过眶隔侧向扩散。造成上睑提肌肌肉麻痹，造成上睑下垂，可在注射后的前 2 周内发病。临床上，这可能表现为患侧眼睑 1~2 mm 的凹陷，可以通过将患眼与对侧眼睑进行比较以及患侧瞳孔上缘的视物不清来进行诊断。

虽然大多数上睑下垂症是轻度的，并且倾向于在注射 2~4 周消失，但是在严重视力损害的情况下可能会需要眼科医师进行评估。在这些情况下，

使用散瞳滴眼液可能引起足够的上睑收缩以矫正所诱发的上睑下垂。使用肉毒杆菌毒素浓缩液，可能会降低引起眼睑下垂的风险，浓缩液将减少大量稀释溶液弥散的可能性。另外，建议轻柔按摩，可以增加毒素在同一平面的扩散，要避免过度水平按摩，这样会预防毒素弥散至内侧眶隔[5]。

与肉毒毒素注射相关的眼部并发症还有复视，或继发于眼外肌功能受损而造成的视觉重影。这些症状通常是由于注射的肉毒毒素渗入附近的眼外肌所致，经常发生在注射大量肉毒毒素或由未经训练的人员注射后。患者典型的主诉是肉毒毒素注射 1~2 周后视物变形。外直肌麻痹是最常见的并发症，这可能发生在外眦注射美容后，因其注射部位与外直肌的距离较近。降眉间肌或鼻肌过量注射可能导致内直肌的麻痹，复视严重时可能需要转诊眼科。然而，医师可以确保受影响的眼外肌在神经肌肉再生后会恢复。

眼外肌功能障碍更严重的表现是斜视或者继发于眼外肌的功能丧失，可导致受影响的眼球单侧偏斜。如果怀疑这种情况，有必要请眼科医师紧急会诊评估（如果不处理，这些患者可能会经历长期的视觉功能障碍）。在 3~6 个月的时间内，眼科医师可以选择使用单眼补片或可视玻璃棱镜治疗，直至毒素的影响消失。

13.4.2 前额区肌内注射后并发症

与眼睑下垂不同，眉毛下垂通常发生在额肌注射治疗额部动力性皱纹之后。这种情况常常是由于在额区注射大量稀释肉毒毒素溶液或注射后过度水平的按摩，导致注射肉毒毒素不对称。这可以通过仔细的术前准备来避免：使用尽可能少的浓缩注射材料，治疗前在注射部位做好标记也可能对医师有帮助。

临床表现同眉毛下垂类似的是假性上睑下垂。在老年患者或存在光老化损伤皮肤患者额部皮肤臃余的情况下，额肌注射可能会导致眉毛上方皮肤和皮下组织折叠。向患者告知与额肌注射相关的风险以及在该部位进行注射时仔细筛选患者可能会减轻眉毛下垂或假性上睑下垂。应该告知这种额部皮肤臃余的患者，注射后组织水肿很常见，通常在注射后 24~48 小时消退。

与额部肌肉相比，在降眉间肌注射过量时可能发生眉尾部过度升高。这些患者会出现眉外侧明显高于眉内侧，面部静态面容改变，并可能干扰正常的表情表达。这种并发症凸显了在任何位置注射肉毒毒素的临床特点：治疗一个肌群（提肌），没有伴随注射其拮抗剂肌群（降肌）可能导致令人不快的美容效果或静态情况下的面部结构扭曲。

13.4.3 眼干燥症（或"干眼综合征"）

眼眶的前外侧是泪腺窝，泪腺位于其中，负责分泌泪液。当肉毒毒素注射液首次被批准用于治疗鱼尾纹时，临床医师担心理论上存在造成医源性眼干燥症的风险，因为其接近该腺体。然而，文献中对泪液产生影响对比的报道显示：一项治疗 26 例鱼尾纹的前瞻性队列研究报道注射肉毒毒素在泪液生成（Schirmer 试验测量）方面没有统计学差异。最近有一项研究表明，鱼尾纹处注射肉毒毒素减少了泪液的产生和泪液的稳定性。在后一项研究中，眼干燥症的严重程度同年龄和服用的肉毒毒素的剂量增加呈正相关[11, 12]。

除了这些发现，大量病例报道描述了为治疗外眦皱纹注射肉毒毒素后发生与泪液生成有关的并发症。普遍接受的发病机制包括毒素直接作用于泪腺以及继发于毒素注射的眼轮匝肌肌肉功能障碍。眼干燥症典型的临床表现为：患者主诉肉毒毒素注射后数周内结膜干燥、出现"沙状干燥"或普通的眼睛刺激感。如果需要治疗，通常可以保守治疗或者仅仅治疗相应的副作用，告知患者不必担心他们的症状，随着肉毒杆菌毒素的作用开始消失，症状将会改善。然而，如果眼干燥症的症状比较明显（眼睑不能闭合），患者可能会出现睑外翻（下睑外翻），这会使他们发生慢性角膜炎和（或）角膜溃疡的风险增加。如果怀疑有这种严重程度的眼睑功能障碍，则需要进行紧急的眼科会诊评估。避免在外眦处注射大量肉毒毒素以及避免在睑缘 1 cm 内注射肉毒毒素，可以降低肉毒杆菌毒素诱导的眼干燥症的风险[13]。

13.4.4 面部中下 1/3 注射后并发症

许多接受肉毒毒素注射的患者可能希望治疗下面部皱纹。这一区域的治疗对临床医师提出了独特的挑战：11 个单独的提肌和降肌组成的复杂系统控制唇部运动，表达从言语和进食到面部细微表情的功能。因此，该区域治疗不当可能会对患者造成显著的损害。

上唇下垂可能发生在眶下区或颧周区域以及口轮匝肌上部注射之后。对于前者，原因是该区域唇部提肌瘫痪，包括颧大小肌、上唇提肌、提上唇鼻翼肌、提口角肌瘫痪可能导致上唇不对称下垂。除了令人不快的美容效果，还有一定程度的上唇下垂，可能会干扰正常的言语、咀嚼和面部表情活动。

相反的，下唇的下垂可能发生在唇部降肌注射不当以及该区域大量注射肉毒毒素后。在该位置的下唇下垂可能导致下唇的对称前突，或者可能导致与对侧相比口裂的向下弯曲。

除了令人不快的美容效果外，这种口裂下垂可能会干扰饮酒、饮食或讲话；如果严重的话，甚至可能会从患者受影响的口裂处流出唾液。

颏部周围的注射变得越来越流行，尤其是在男性患者中。通常，当患者出现颏沟或继发于颏肌肥大后覆盖其上的皮肤皱纹，以及放松状态下"颏部凹陷"或覆盖颏部的中线凹陷。肉毒毒素的化学去神经作用可以改善这两种情况，但至关重要的是，该部位需严格遵守中线注射以及口轮匝肌安全距离注射。颏肌注射不当可能导致下唇降肌瘫痪、下唇前突或下垂。另外，口轮匝肌的下缘向上移动可能会阻止唇部的缩拢并干扰发音。

13.4.5 颈部和颈阔肌注射并发症

颈阔肌的化学去神经为缓解患者颈部垂直皱纹提供了一种安全的非手术方法。然而，前颈部充满神经血管，有损伤这些组织的潜在风险，并且颈阔肌面积大，使临床医师倾向于注射大剂量的肉毒毒素（某些报道单次使用量在 100~200 U 以上）。建议注射经验有限的临床医师注射颈阔肌时将这些患者转诊给正规的皮肤科医师或对该区域注射肉毒毒素较为熟悉的人。此外，当注射在前颈部时，建议使用不超过 50 U 的肉毒毒素。

颈阔肌注射肉毒毒素后，常见的不良反应包括与注射过程本身有关的症状：疼痛、淤伤、颈部无力和广泛的前颈部不舒适也比较常见，可告知患者无须担心，这些症状会在数日内消失。虽然较少见，但是在注射前颈部后可能会出现一些更令人担忧的并发症：颈部屈曲受限、声音嘶哑和吞咽困难等都在文献中有报道。这些并发症的机制可能与将肉毒毒素注射到颈部深层以及大剂量肉毒毒素注射导致其向颈部较深的肌肉组织弥散有关。为了避免这些潜在的并发症，临床医师应尽可能使用最小体积的浓缩肉毒毒素，并且应在浅层注射，让患者平躺，仰卧，颈部稍微弯曲，可能有助于防止向深层注射。另外，在穿透皮肤之后，轻轻地抬起注射器将注射器的斜面朝向浅层，有助于医师将肉毒毒素注射到颈阔肌平面。

13.4.6 腋窝和手掌多汗症肉毒杆菌注射后并发症

多汗症给医师带来了长期的挑战。这些疾病的病因范围从先天性到后天获得性，但都被认为是由于过度刺激胆碱能交感神经引起汗腺过度分泌引起的。因此，对于这些疾病，汗腺分布丰富的区域（如腋窝、手掌和足底）通常受影响最大。2004 年，FDA 批准使用 Botox® 用于治疗局部性腋窝多汗症，然而临床实践中 Botox® 和 rimabotulinumtoxin B（商品名 MYOBLOC，衍生自肉毒杆菌 B 型的肉毒杆菌毒素）通常用于治疗其他部位的局灶性多汗症，包括足底和颅面部[3, 17]。

文献报道了用肉毒毒素治疗多汗症后的几种

并发症。据报道，Botox® 在腋窝皮肤中扩散半径达1.5 cm，这使得注射前在腋窝皮肤标记不可或缺 [17]。淀粉碘测试或许是有用的，因为它为医师提供了疾病所涉及的区域，可以作为肉毒毒素注射的指导 [5]。如果注射不当，肉毒毒素扩散，治疗效果就差，会引起注射部位不良反应。虽然非常罕见，但有文献报道一名患者在注射 A 型肉毒毒素治疗腋窝多汗症后出现胸前静脉炎（Mondor 病）[18]。这些发现表明，尽管肉毒毒素已被证明在腋窝多汗症的治疗中有效，但是这些可注射制剂的使用并不是没有相应的风险。

肉毒毒素注射用于手掌多汗症的最常见并发症是手无力：患者可能会主诉手部精细活动受到影响，症状可在 3~6 个月后改善。为了尽量减少这些并发症，医师应首先标记可注射区域，然后目标是将肉毒毒素注射分布至真皮浅层 [19]。

13.4.7 与肉毒杆菌毒素面部注射相关的罕见并发症：颞浅动脉假性动脉瘤和局部注射的全身症状

文献报道了注射肉毒毒素后的许多并发症，但是病例是散发的，并且研究之间经常有争议。其中两个并发症值得一提：颞浅动脉假性动脉瘤和局部注射的全身表现。

颞浅动脉是颈外动脉的终末分支之一。颞浅动脉沿侧面部走行，自颈部下颌后方走行向上经过耳前区前 1~2 cm 处，最终分成两个终末支：额支和顶支，两者都可以触及搏动，在某些个体甚至可见。由于其走行较浅，颞浅动脉及其相关分支在侧面部手术和非手术治疗过程中的损伤风险加大。已经有报道在注射肉毒毒素后几个月这些血管的假性动脉瘤的病例：患者出现额部和（或）颞部注射部位无触痛的搏动性或无搏动性包块 [14, 15]。有时候，包块内可能会听诊到杂音。可以用多普勒超声确认诊断，可显示出受影响血管的血流量。根据医院现有的状况，可以请血管外科医师或介入放射科医师及时评估和治疗。

虽然非常罕见，但医师应注意局部肉毒毒素注射后出现全身性症状的风险。在文献中有数个报道在寻求面部美容和治疗面部痉挛性疾病时，注射肉毒杆菌诱导全身性肌无力现象 [5, 16]。这些发现强调了在肉毒毒素注射前应获得患者所有既往详细病史的重要性，包括重症肌无力或其他运动神经元疾病的个人或家族史。因此，医师不应该在具有运动神经元疾病病史的任何患者中使用肉毒毒素注射液。

13.5 非皮肤科医师使用管理肉毒毒素注射液

目前，面部美容的肉毒毒素注射仍然是美国最常用的非手术美容手段。肉毒毒素的副作用相对较低，在美国应用广泛，公众一致认为这些含肉毒素的药物可以作为面部美容的安全选择。强烈建议那些寻求肉毒毒素注射的人咨询皮肤科医师，但整个医学界的人士，包括所有专业的医师、护士、助理医师、口腔医师和注册护士，都可以寻求认证，并提供 Botox® 注射液作为其临床实践的常规项目。这些培训通常由一个单日 8 小时课程组成，可能不会为医疗保健提供者提供足够的时间来锻炼他们注射肉毒杆菌毒素的技能，因此上述并发症的风险普遍较高。

令人担忧的是，据作者所知，在美国及美国之外的非医疗及非法诊所内，肉毒毒素注射的并发症患者数量呈现增长的趋势。这些患者出现的许多并发症已经在前文详细描述，最常见的主诉通常是面部形态不对称，从而导致美容效果不理想。提供这些注射的机构也对临床医师后期治疗并发症构成挑战：许多这些患者不知道他们接受的注射剂类型，因为这些机构有机会获得未经 FDA 批准的肉毒毒素和（或）含有许多不同化合物的制剂。使用含有许多不同化合物的制剂表现为注射部位的长期红斑、局部组织坏死和（或）由于慢性炎症和纤维化而引起的软组织硬化。虽然文献中报道了注射 A 型肉毒毒素后的肉芽肿形成的病例，但这些病例在医师之间存在争议。在美国医疗机构以外存在着积极行面部注射的情况，如果存在肉芽肿病史，强烈建议注射肉毒毒素以外的材料[20-22]。在病因不明的情况下，标本活检行病理学评估可以揭示异物的存在，包括硅胶颗粒或其他外用注射材料。使用免疫抑制剂如环孢素或口服类固醇的医学治疗可以用于治疗不复杂的肉芽肿形成，但手术治疗（包括切除和局部组织清创）是非常有必要的。

总结

由经过培训的医疗专业人员实施肉毒毒素注射，可以为患者提供安全微创的美容方法。然而，医师需要注意这些肉毒毒素制品不是惰性的：作为神经毒素化合物，如果注射不当，肉毒毒素可能对患者造成重大伤害。知晓肉毒毒素注射相关常见和罕见的副作用，有助于规范肉毒毒素注射操作流程。一旦患者出现任何上述并发症（图 13.1~ 图 13.3）也有助于及时评估和治疗。

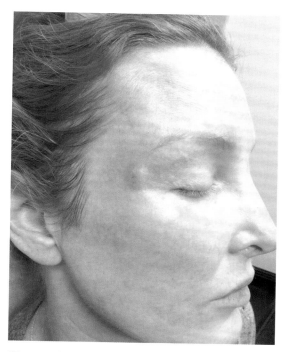

图 13.1　右侧外眦肉毒毒素注射后血肿形成。血肿可能发生在任何地方，最常见于具有丰富脉管系统和皮肤较薄的部位，如眶周和口周。与其他身体部位的浅表血肿一样，可以告知患者肿胀和颜色改变可在 1~2 周的时间内消失。如果患者主诉这些部位疼痛，可以使用热敷和冷敷

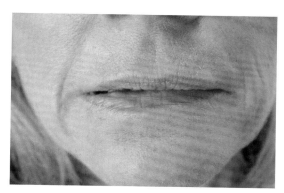

图 13.2　下面部不对称：右下唇下垂。如在该患者中看到的那样，在口角降肌区域注射不当以及该区域大剂量注射可能导致下唇下垂。与左侧相比，右侧口角有明显的向下弯曲，口腔持续开放可能会干扰饮酒、进食或说话。如果严重，患者甚至可能会在受影响的一侧发生自发性唾液流出

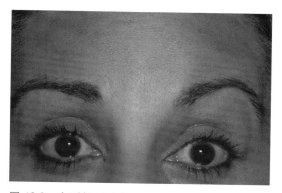

图 13.3　上面部不对称：眉尾夸张地抬高。在静态状况下，这个患者左侧眉毛与右眉相比有明显抬高。这种并发症通常发生在同侧额叶肌内注射不足而降眉间肌注射过量的情况下。不受拮抗的额肌抬高加上降眉间肌注射后眉内侧松弛，导致眉毛夸张的抬高，在眉尾处最显著

参·考·文·献

[1] Lolis M, Dunbar SW, Goldberg DJ, Hansen TJ, MacFarlane DF(2015)Patient safety in procedural dermatology:part Ⅱ. Safety related to cosmetic procedures. J Am Acad Dermatol 73(1):15–24

[2] Sorensen EP, Urman C(2015)Cosmetic complications:rare and serious events following botulinum toxin and soft tissue filler administration. J Drugs Dermatol 14(5):486–491

[3] Strutton DR, Kowalski JW, Glaser DA, Stang PE(2004)US prevalence of hyperhidrosis and impact on individuals with axillary hyperhidrosis:results from a national survey. J Am Acad Dermatol 51(2):241–248

[4] Nigam PK, Nigam A(2010)Botulinum toxin. Indian J Dermatol 55(1):8–14. doi:10.4103/0019-5154.60343

[5] Klein AW(2004)Contraindications and complications with the use of botulinum toxin. Clin Dermatol 22(1):66–75

[6] Wollina U, Konrad H(2005)Managing adverse events associated with botulinum toxin type A:a focus on cosmetic procedures. Am J Clin Dermatol 6(3):141–150, Review

[7] Borodic GE, Ferrante R, Pearce LB, Smith K(1994)Histologic assessment of dose-related diffusion and muscle fiber response after therapeutic botulinum A toxin injections. Mov Disord 9(1):31–39

[8] Sampaio C, Costa J, Ferreira JJ (2004) Clinical comparability of marketed formulations of botulinum toxin. Mov Disord 19(Suppl 8):S129–S136

[9] Lee JH, Park JH, Lee SK, Han KH, Kim SD, Yoon CS, Park JY, Lee JH, Yang JM, Lee JH(2014)Efficacy and safety of incobotulinum toxin A in periocular rhytides and masseteric hypertrophy:side-by-side comparison with onabotulinum toxin A. J Dermatolog Treat 25(4):326–330

[10] Brin MF, Boodhoo TI, Pogoda JM, James LM, Demos G, Terashima Y, Gu J, Eadie N, Bowen BL(2009)Safety and tolerability of onabotulinumtoxinA in the treatment of facial lines:a meta-analysis of individual patient data from global clinical registration studies in 1678 participants. J Am Acad Dermatol 61(6):961– 70.e1-11

[11] Arat YO, Yen MT(2007)Effect of botulinum toxin type a on tear production after treatment of lateral canthal rhytids. Ophthal Plast Reconstr Surg 23(1):22–24

[12] Ho MC, Hsu WC, Hsieh YT(2014)Botulinum toxin type a injection for lateral canthal rhytids:effect on tear film stability and tear production. JAMA Ophthalmol 132(3):332–337

[13] Ozgur O, Murariu D, Parsa AA, Parsa FD(2012)Dry eye syndrome due to Botulinum Toxin type-A injection:guideline for prevention. Hawai'i J Med Public Health 71(5):120–123

[14] Prado A, Fuentes P, Guerra C, Leniz P, Wisnia P(2007) Pseudoaneurysm of the frontal branch of the superficial temporal artery:an unusual complication after the injection of botox. Plast Reconstr Surg 119(7):2334–2335

[15] Skaf GS, Domloj NT, Salameh JA, Atiyeh B(2012) Pseudoaneurysm of the superficial temporal artery:a complication of botulinum toxin injection. Aesthetic Plast Surg 36(4):982–985

[16] Borodic G(1998)Myasthenic crisis after botulinum toxin. Lancet 352(9143):1832

[17] Glaser DA, Galperin TA(2014)Local procedural approaches for axillary hyperhidrosis. Dermatol Clin 32(4):533–540

[18] Pisani LR, Bramanti P, Calabro RS(2015)A case of thrombosis of subcutaneous anterior chest veins(Mondor's disease)as an unusual complication of botulinum type A injection. Blood Coagul Fibrinolysis 26

[19] Lehman JS(2011)Writer's block:"texting" impairmentas a complication of botulinum toxin type A therapy for palmar hyperhidrosis. Arch Dermatol 147(6):752

[20] Yun WJ, Kim JK, Kim BW, Lee SK, Kim YJ, Lee MW, Chang SE(2013)The first documented case of true botulinum toxin granuloma. J Cosmet Laser Ther 15(6):345–347

[21] Pontes HA, Pontes FS, de Oliveira GF, de Almeida HA, Guimarães DM, Cavallero FC(2012)Uncommon foreign body reaction caused by botulinum toxin. J Craniofac Surg 23(4):e303–e305

[22] Styperek A, Bayers S, Beer M, Beer K(2013)Nonmedical-grade injections of permanent fillers:medical and medicolegal considerations. J Clin Aesthetic Dermatol 6(4):22–29

14
点阵激光（剥脱及非剥脱）并发症

庞梦茹　黄媛媛　译

Norma Cameli and Maria Mariano

14.1 简介

为了达到最好的治疗效果以及减轻副作用，定向及创新的技术和治疗方案越来越多地被应用于眶周及唇周的年轻化治疗当中。

熟悉眼睑、口唇及周围组织的解剖对于达到最好的疗效以及减少潜在并发症的发生是十分重要的。

眼睑的区域是由皮肤层、肌肉层及纤维层 3 层结构精细结合而成的。

特别是，眼睑的皮肤比其他区域的皮肤要薄，并且皮脂膜及皮肤屏障功能较差。真皮层发育不良并且缺少胶原蛋白及弹性纤维。皮下组织几乎消失，血液及淋巴液循环缓慢。

眼睑皮肤血管较脆并且较易受光化性损伤，激光在眼睑部治疗的应用通常受限于远期术后损伤、红斑、色素减退及睑外翻。

上唇由鼻底向上延伸至鼻唇沟侧随后向下达到唇红缘。下唇由上唇游离缘向上达到横向连接处后向下至下颌骨。从表层至深层，上唇及下唇依次由表皮、皮下组织、口轮匝肌纤维和黏膜层组成。

点阵激光治疗技术可以使医师缩短恢复期和减少并发症，从而使更多的患者得到比非点阵激光治疗更低的并发症发生率。剥脱点阵设备比完全剥脱设备更快康复，对应的非剥脱部位相比较时恢复期明显加长，平均为 5~7 日。

需看到的是，即使是选择最好的技术和医师，并发症仍然会发生。

非剥脱点阵激光（NFAL）比点阵激光更加温和并且需要一个适当的恢复时间诱发轻度的组织损伤、刺激黑色素细胞。总的来说，NFAR 相比于传统的剥脱激光更少引起并发症。大多数并发症可以被较好控制并且具有自限性。对于所有的副作用而言，早期诊断和治疗可以改善预后。

当保持表面活性时，剥脱点阵激光可以减少组织损伤并且缩短恢复期。

这种激光比对应的非点阵激光安全，但仍然有较高的风险发生潜在损伤和并发症。并发症的预防、发现和治疗都是医师在使用点阵激光治疗时的重要能力。

14.2 技术

点阵激光表现为一种像素化模式处理。这一技术使其可以在健康组织周围形成热损伤微区域。

这些微区域通过产生新的胶原蛋白和弹性蛋白刺激损伤修复及再生，与整个表面的大量处理类似，但是仅仅局限于被没有接触的皮肤之间的间桥隔离开的直径 70~150 μm 的点。这些微型柱所引起的热损伤估计在深度 300~400 μm 的真皮中。Hantash 等的组织学研究表明表皮及真皮在治疗后 24 小时内立刻出现可见的皮肤坏死，伴随着坏死表皮柱中角质层剥脱过程中角质形成细胞的迁移和消失。细胞形态学的改变也可以在这些"柱"中更深层的部位观察到。具体来说，稳定的立方上皮细胞和棱形细胞迁移可以被观察到。这些细胞被认为是点阵激光治疗后快速修复以及表皮细胞再生现象产生的反应。

CO_2 点阵激光通过将局部光热作用与一 10 600 mm 烧灼波长相结合，在减少风险和术后不适的前提下成功治疗光老化、痤疮及皮肤松弛。

CO_2 点阵激光治疗不需要全麻，但需要在术前实施预冷并做好局麻准备。

红斑可能仅仅会出现并持续 5~7 日，有极小的概率出现炎症后的色素沉着以及多重感染。虽然治疗需要消耗比普通 CO_2 激光更长的时间并且见效较慢，但患者仍然愿意选择点阵激光，因为它的康复时间较短，可以让他们的日常生活不受限制。

非剥脱性点阵激光结合了点阵激光及非剥脱性激光的温和及安全特性，改善皮肤质地、轻中度皱纹以及痤疮瘢痕。

总的来说，NAFR 相比于传统激光有更少的并发症。大多数并发症可以较好控制并具有自限性。对于相关副作用，早期诊断和治疗可以改善预后。

14.3 轻微及短期并发症

14.3.1 红斑

需要考虑到红斑，但是要意识到这是表面再生的临床终点并且是可预见的、轻微的并发症。

在烧灼性或非烧灼性表面再生的情况下，红斑通常会持续 3~7 日。

对于 NAFR，持续 4 日以上的发红被定义为治疗后红斑。仅 1% 接受 NAFR 治疗的患者被报道出现这种症状。

剥脱性点状红斑会持续更长的时间。通常治疗后红斑随着时间缓慢消失。

长期持续的红斑（图 14.1）会由不恰当的激光参数、感染及接触性皮炎导致。

患者可以运用局部激素（2% 氢化可的松）减轻炎症。

非再上皮化进程的短暂性红斑可以通过化妆掩盖。

14.3.2 水肿

激光治疗后的表面轻度水肿可以与红斑同时出现，可自行缓解。特别是在眼睑部位，激光治疗产生明显的水肿，在数日内都可以看出来。激光表面置换术后的眼睑水肿术后 1~2 日会持续加重直到开始缓解，这是因为水肿更倾向于在眼睑形成。必要时可采取短期内口服皮质类固醇激素如甲泼尼龙（60 mg/d）治疗水肿。

14.3.3 荨麻疹

在点阵激光磨皮治疗后立即出现的荨麻疹是一种可预见后果，通常在 3~4 日消退。冷冻诱导的

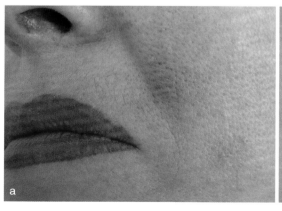
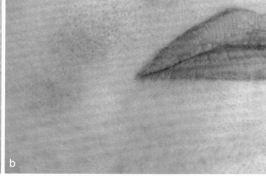

图 14.1 口周 AFR 后持续 1 个月的红斑（a、b）

荨麻疹通常在 CO_2 点阵激光进行面部治疗后出现。在开始治疗前采集完整的病史将会有助于预防。

14.3.4 瘀斑

瘀点或紫癜可在治疗后立即或数日后出现，并且需要 1~2 周缓解。术后淤青避免使用抗凝剂或其他易致病药物（如阿司匹林、维生素 E 或银杏提取物等）。

强烈的擦伤可以在炎症后遗留色素沉着，特别是在光老化的个体及深色皮肤中。

14.3.5 结痂和糜烂

病灶型的结痂和糜烂会在非烧灼性治疗中频繁出现。持续超过 2~3 日的结痂或者糜烂需要短期外用类固醇进行治疗。持续的病变暗示其他诱因，如感染、激光参数设置不恰当及操作行为。

AFR 治疗后较大区域的非上皮化通常可以在 1 周左右缓解。

在眼睑处的 AFR 治疗特别容易出现红斑、水肿及糜烂病灶。在治疗后 3~5 日可见。

使用足量的润肤剂治疗可加速愈合。

14.3.6 水疱

广泛分布的小囊泡可能是点阵激光治疗后的反应，特别是在眼睑区域。

这些病变在外用糖皮质激素的治疗下在 1~2 日缓解。

14.3.7 接触性皮炎

眼睑部的薄皮肤对刺激因素以及过敏原十分敏感，因此容易因治疗前后外用制剂中潜在的刺激因素及过敏原而发展成为接触性皮炎（图 14.2）。可以

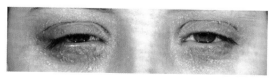

图 14.2　术后涂抹甲基异噻唑啉酮乳霜引起的接触性皮炎

确定的是，许多种类的软霜、乳膏或者洁面乳等其他皮肤护理品在激光治疗后使用都会导致接触性皮炎。接触同样的触发因素不会影响其他区域皮肤。

如果需要的话，建议接受温和的皮肤护理和外用糖皮质激素缓解。

14.4 中度及中期并发症

14.4.1 痤疮样疹及粟丘疹

相对于传统激光换肤治疗而言，痤疮样疹的发病率已经被点阵激光技术降低。NAFR 治疗之后痤疮样疹的发病率在 2%~10%；19% 的治疗后患者出现粟丘疹。

AFR 治疗也显示了较低的痤疮样疹、痤疮恶化及粟丘疹发病率。这些并发症可能是因为术后应用封闭性保湿霜。痤疮和粟丘疹康复过程中通常不需要额外干预。使用非封闭性的或者不致粉刺的保湿霜可能有助于降低它们的发病率。

14.4.2 感染

点阵激光换肤术后最常见的感染与单纯疱疹病毒（HSV）有关，据报道发病率在 0.3%~2.76%。细菌感染的发病率极低，仅有 0.1% 接受治疗后的患者被统计出发展成脓疱疮。传统激光换肤治疗导致感染的发病率较高，2%~7% 的病例出现 HSV 感染。

如果不采取预防措施，单纯疱疹病毒的激活是非常常见的。患者可能不会出现经典的疱疹样水脓疱，但是在治疗后 1 周表现出浅表糜烂。

为了将点阵激光换肤治疗后 HSV 激活的风险降到最低，当之前有面部 HSV 病史记录或执行全面部的烧灼性激光治疗时，应采取抗病毒预防措施。甚至在没有疱疹病毒感染病史的患者中，预防性治疗也非常重要。所有的患者都应该给予抗病毒预防治疗，对那些没有感染病史的人在治疗前 1 日开始预防性措施，而有感染病史的则是在治疗前 3 日开始。抗病毒治疗一共需要持续 10 日。

点阵激光治疗后引起感染的主要原因包括金黄色葡萄球菌（图 14.3）、铜绿假单胞菌、肺炎克雷伯菌及肠杆菌属。持续性瘙痒及长期的红斑提示可能与念珠菌感染有关。也有病例被报道出现分枝杆菌感染[14-17]。因此，医师会在开始治疗前给予患者口服抗感染或抗病毒治疗，直至皮肤再上皮化完全完成。即使采取了预防性的抗感染及抗病毒治疗，如果怀疑发生了感染，应该做微生物培养试验，鉴定微生物的种类及敏感性以便于治疗。

14.4.3 色素沉着

色素沉着是激光换肤术后常见的副作用，并且认为在所有深色皮肤中都会有不同程度的发生。相对于非点阵激光而言，点阵激光换肤术炎症后色素沉着的发病率大大降低（图 14.4）。尽管根据使用的设备，设置的参数以及 Fitzpatrick 皮肤分型，在 1%~32% 的患者中观察到了这种情况。这种反应非常快，但它的解决方案必须在术后尽快使用外用制剂，包括对苯二酚及维 A 酸、壬二酸及羟基乙酸。深色的皮肤类型（Fitzpatrick Ⅲ ~ Ⅵ）在 AFR 后对色素沉着有更高的易感性。NAFR 炎症后色素沉着产生的概率非常低，深色皮肤更易发生这种现象。

一般来说，点阵激光对于深色皮肤的治疗需要采用更高的频率、较低的密度及治疗间较长的间隔。

使用正规的防晒霜在康复过程中对于防止皮肤色素沉着也非常重要。

色素减退不是 AFR 的常见并发症。

在术后数月色素减退通常不会被观察出来，尤其是在对于治疗倾向于无反应的病例中。

14.4.4 组织缺陷

当治疗在一个单独的解剖结构中进行时，如口周及眼睑，会导致治疗部位与周围皮肤不一致的光滑度。一般来说，这一现象可自行缓解。

14.4.5 迟发性表皮再生

迟发性表皮再生通常发生在激光换肤治疗之后。若再生在 1 周之内没有发生，那么就需要考虑其他因素，最常见的病因是感染。

这一并发症不常见，但处理非常重要，因为持续的时间越久，皮肤形成瘢痕的风险就越大。

14.5 重度及长期并发症

14.5.1 瘢痕

尽管运用新型脉冲系统后瘢痕的发病风险有所降低（相对于连续式激光而言），但是意外的脉冲堆积或者扫描重叠、不良的技术及对于激光间干燥组织的不完全去除，会导致严重的热损伤，从而引起纤维化的发生。

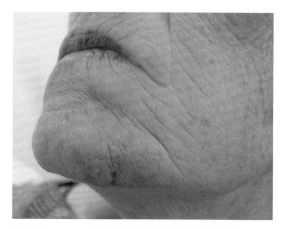

图 14.3 AFR 治疗后皮肤金黄色葡萄球菌感染

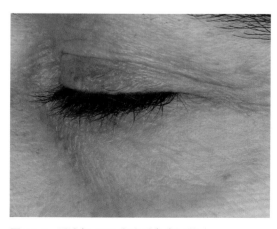

图 14.4 眼睑部 AFR 炎症后色素沉着

最常见的引起瘢痕的原因是术后感染。伴有瘙痒的鲜红斑病灶，可能预示着瘢痕的形成。应该使用强效的皮质类固醇激素外用制剂以降低炎症反应。脉冲染料激光（PDL）也可被用于改善激光引起的烧伤瘢痕的外观以及症状。

睑周及下颌区域是较易发生瘢痕的解剖部位，需要更多的保守治疗方案。

14.5.2 眼损伤

眼损伤不是激光治疗过程中常见的并发症，继发于不正确的操作。据报道，出现在激光治疗中的眼损伤包括眼组织缺损、角膜、玻璃体及视网膜损伤。在机器开启前，患者需要做好准备，闭上眼睛或者佩戴眼罩或者不透明的护目镜。操作者或室内其他人员需要佩戴过滤镜，排除激光发射波长。激光防护眼镜是一种被广泛认可的预防措施，包括由不同波长光密度（OD）评定的宽边眼镜及护目镜。

14.5.3 睑外翻

在睑周进行点阵激光治疗后下眼睑的睑外翻是很少见的。这在睑周区域进行过眼睑成形术或其他外科手术的患者中较为常见。术前评估对于确定眼睑组织皮肤的松弛度以及弹性非常重要。较低的能量密度以及激光穿透应该被用于睑周区域从而降低睑外翻的发生概率。当睑外翻出现时，通常需要手术矫正。

14.5.4 Koebner 反应

激光引起的损伤可能会导致 Koebner 病变样皮炎，包括白癜风和银屑病。据报道发疹性角化棘皮瘤常继发于 Koebner 反应。

14.6 预防

激光安全包括了眼罩及防护眼镜的使用、激光标记、手术烟雾的控制、组织的飞溅及四散，以及其他非照射性及照射性风险。

治疗参数的调节对于预防副作用非常重要，在治疗眼睑部时激光参数需要比治疗其他部位低，这是由眼睑部皮肤的厚度决定的。而使用点阵激光治疗时，参数应保持低能量、低密度及治疗间较短的脉冲时间。

适当的预冷、治疗期间的冷却、术后的冷却都对表皮提供了额外的保护。除此之外，详细的调查显示潜在副作用的预防不仅仅在于患者，也在于操作者。预防点阵激光治疗眼睑部、口唇及口周发生的并发症时，术前及术后对于皮肤护理也非常重要。术前定期使用遮光霜及防晒霜并在术后持续 1 个月作为皮肤护理。

至于激光术后皮肤护理，对于那些接受 NAFL 换肤术的患者，治疗可以降到最少。温和并且无香料的清洁剂以及保湿剂被推荐用作术后 1 周的常规皮肤护理方案。对于接受了 AFL 的患者，外科医师推荐仅使用薄纱布以及自来水进行清洗，然后使用轻柔的润滑膏。其余患者增加使用局部的抗生素或抗真菌药物。当表面再生完成（治疗后 4~6 日）但红斑尚未褪去，应该使用无香料添加的洁面乳和保湿霜。当表面再生完成时可以使用矿物彩妆。

延·伸·阅·读

[1] Cameli N, Mariano M, Serio M, Ardigò M(2014)Preliminary comparison of fractional laser with fractional laser plus radiofrequency for the treatment of acne scars and photoaging. Dermatol Surg 40(5):553–561

[2] Hruza G, Taub AF, Collier SL, Mulho SR(2009)Skin rejuvenation and wrinkle reduction using a fractional radiofrequency system. J Drugs Dermatol 8:259–265

[3] Sadick N(2008)Tissue tightening technologies:fact or fiction. Aesthet Surg J 28(2):180–188

[4] Mayoral FA(2007)Skin tightening with a combined unipolar and bipolar radiofrequency device. J Drugs Dermatol 6(2):212–215

[5] Hantash BM, Bedi VP, Sudireddy V et al(2006)Laser-induced

transepidermal elimination of dermal content by fractional photothermolysis. J Biomed Opt 11(4):041115

[6] Habib N, Saedi N, Zachary C(2011)Cold-induced urticaria after fractional carbon dioxide laser resurfacing of the face. Dermatol Surg 37(11):1700–1703

[7] Fife DJ, Zachary CB(2009)Delayed pinpoint purpura after fractionated carbon dioxide treatment in patient taking ibuprofen in the postoperative period. Dermatol Surg 35:553

[8] Lowe NJ, Lask G, Griffin ME(1995)Laser skin resurfacing. Pre- and posttreatment guidelines. Dermatol Surg 21(12):1017–1019

[9] Graber EM, Tanzi EL, Alster TS(2008)Side effects and complications of fractional laser photothermolysis: experience with 961 treatments. Dermatol Surg 34:301–305

[10] Gotkin RH, Sarnoff DS, Cannarozzo G et al(2009)Ablative skin resurfacing with a novel microablative CO_2 laser. J Drugs Dermatol 8:138–144

[11] Setyadi HG, Jacobs AA, Markus RF(2008)Infectious complications after nonablative fractional resurfacing treatment. Dermatol Surg 34:1595–1598

[12] Nanni CA, Alster TS(1998)Complications of carbon dioxide laser resurfacing. An evaluation of 500 patients. Dermatol Surg 24:315–320

[13] Metelitsa AI, Alster TS(2010)Fractionated laser skin resurfacing treat-ment complications:a review. Dermatol Surg 36:299–306

[14] Alam M, Pantanowitz L, Harton AM, Arndt KA et al(2003)A prospective trial of fungal colonization after laser resurfacing of the face:correlation between culture positivity and symptoms of pruritus. Dermatol Surg 29(3):255–260

[15] Conn H, Nanda VS(2000)Prophylactic fluconazole promotes reepithelialization in full-face carbon dioxide laser skin resurfacing. Lasers Surg Med 26(2):201–207

[16] Rao J, Golden TA, Fitzpatrick RE(2002)Atypical mycobacterial infection following blepharoplasty and full-face skin resurfacing with CO_2 laser. Dermatol Surg 288:768–771

[17] Palm MD, Butterwick KJ, Goldman MP(2010)Mycobacterium chelonae infection after fractionated carbon dioxide facial resurfacing(presenting as an atypical acneiform eruption):case report and literature review. Dermatol Surg 36(9):1473–1481

[18] Shamsaldeen O, Peterson JD, Goldman MP(2011)The adverse events of deep fractional CO_2: a retrospective study of 490 treatments in 374 patients. Laser Surg Med 43(6):453–456

[19] Ross RB, Spencer J(2008)Scarring and persistent erythema after fractionated ablative CO2 laser resur facing. J Drugs Dermatol 7(11):1072–1073

[20] Ramsdell WM(2012)Fractional CO_2 laser resurfacing complications. Semin Plast Surg 26:137–140

[21] Mamelak AJ, Goldberg LH, Marquez D, Hosler GA et al(2009)Eruptive keratoacanthomas on the legs after fractional photothermolysis:report of two cases. Dermatol Surg 35(3):513–518